小鼻子，大健康
——过敏性鼻炎的防与治

薛建荣 主编

汕头大学出版社

图书在版编目（CIP）数据

小鼻子，大健康：过敏性鼻炎的防与治 / 薛建荣主编 . -- 汕头：汕头大学出版社，2023.5
　　ISBN 978-7-5658-5013-4

　　Ⅰ．①小… Ⅱ．①薛… Ⅲ．①过敏性鼻炎－防治 Ⅳ．① R765.21

中国国家版本馆 CIP 数据核字（2023）第 084216 号

小鼻子，大健康：过敏性鼻炎的防与治
XIAOBIZI，DAJIANKANG：GUOMINXING BIYAN DE FANG YU ZHI

主　　编：	薛建荣
责任编辑：	黄洁玲
责任技编：	黄东生
封面设计：	刘梦杏
出版发行：	汕头大学出版社
	广东省汕头市大学路 243 号汕头大学校园内　邮政编码：515063
电　　话：	0754-82904613
印　　刷：	廊坊市海涛印刷有限公司
开　　本：	710mm×1000mm　1/16
印　　张：	8
字　　数：	130 千字
版　　次：	2023 年 5 月第 1 版
印　　次：	2023 年 6 月第 1 次印刷
定　　价：	65.00 元

ISBN 978-7-5658-5013-4

版权所有，翻版必究
如发现印装质量问题，请与承印厂联系退换

《龙城科普系列丛书》编委会

主　　任　任洪兴
副 主 任　周维华　许海军
编　　委　张淑波　丁　宏　方　轶　濮晓逸
　　　　　沈　戈　何忠息

《药师进万家科普丛书》编委会

主　　任　何小茜
副 主 任　姚　澄　程逸文
总　　编　游一中
编　　委　邵　东　汪红艳　王　斌　王莉英
　　　　　苏　丹　左小明　陈　荣　夏宗玲

本书编委会

主　　编　薛建荣
副 主 编　范正达　马　敬　左小明　潘　敏
编　　委　朱珊梅　胡志邦　秦玉斌　吉　英

支持单位　常州市卫生和计划生育委员会
　　　　　常州市科学技术协会
　　　　　常州市第三人民医院

序 言

随着全球工业化和城市化进程的加快，生活方式及卫生观念的改变，过敏性疾病患病率不断攀升。以我国为例，过去6年中国过敏性鼻炎患病率从11.1%升高到17.6%，也就是说6年增加了1个亿的过敏性鼻炎患者，疾病负担严重，临床挑战巨大。过敏性疾病随着病程进展累及器官越来越多，症状越来越重，具体表现为婴幼儿时期的湿疹、消化问题，学龄前的过敏性鼻炎、哮喘，成年后的过敏性鼻炎、哮喘，我们称之为过敏性疾病进程。过敏性鼻炎不仅影响患者的学习、工作和生活，还给社会造成沉重的经济负担，已经成为全球性健康问题。实际上过敏性鼻炎并非不治之症，其可防可控可治，世界卫生组织推荐四位一体的防治策略，其中就有患者宣教，由此可见过敏科普工作的重要性。比起其他方面，患者宣教还是一块待开垦的"处女地"，还有很多工作需要我们去做。

这本科普书籍共分七篇，第一篇介绍过敏性鼻炎概况，第二篇主要是过敏性鼻炎基础知识，第三篇介绍过敏性鼻炎防治常识，第四篇为过敏性鼻炎用药须知，第五篇是过敏性鼻炎中医中药治疗，第六篇主要介绍过敏性鼻炎特殊人群管理，第七篇概述有关过敏性鼻炎日常护理。书中不仅介绍了过敏性鼻炎及各种相关疾病。还教给大家一些实用小知识：如何正确使用抗组胺、白三烯拮抗剂以及鼻用糖皮质激素三种最主要的过敏性鼻炎用药，如何正确鼻腔冲洗等。对孕妇、儿童、老人以及哮喘患者及过敏易感人群，予以更多关爱，提醒日常起居注意事项。

薛建荣医生长期致力于过敏性鼻炎的诊疗，并关注过敏性鼻炎防治科普工作，既有丰富的临床经验，也有患者宣教的真切感悟。希望这本书能够帮助读者更好地认识过敏性鼻炎，帮助患者更好地防治过敏性鼻炎。感谢本书作者的辛勤付出，也感谢出版单位的支持，希望有更多的有识之士关心过敏科普工作，造福大众健康！

程雷

【程雷，中华医学会变态反应学分会主任委员，中华医学会耳鼻咽喉头颈外科学分会常务委员，中国国中西医结合学会耳鼻咽喉科专业委员会常务委员、变态反应专家委员会主任委员，江苏省人民医院耳鼻咽喉科主任，过敏诊疗中心主任】

前 言

随着社会经济的高速发展,过敏性鼻炎的发病率猛增,高达10%~25%,在儿童甚至高达40%。我作为一名耳鼻喉科大夫,在临床上接诊了大量过敏性鼻炎患者,经常看到他们因为伴发过敏性结膜炎、过敏性皮炎或者哮喘奔走于各个科室,甚至各家医院,苦不堪言!有感于此,我内心萌生一个念头,我能不能为这群人撰写一本浅显易懂、简单实用的科普读物,让他们知道身体出现哪些症状是过敏了,应该去哪个科室就诊;过敏性鼻炎确诊以后,如何正确使用药物,祖国中医中药又有哪些有效的办法;孕妇、婴儿、老人等特殊人群日常起居该注意什么?这个想法得到了中华医学会变态反应分会候任主任委员程雷教授的肯定和支持,于是我召集耳鼻喉科、呼吸科、中医科以及临床药学等相关学科医生撰稿,历经两年终于成书。

这本书分七大篇,内容包括过敏性鼻炎概况,过敏性鼻炎基础知识,过敏性鼻炎防治常识,过敏性鼻炎用药须知,过敏性鼻炎中医中药治疗,过敏性鼻炎特殊人群管理,过敏性鼻炎日常护理。提醒读者过敏性鼻炎随着病程进展累及器官越来越多,症状越来越重,应该早防早治。同时也告诉患者过敏性鼻炎并非不治之症,可防可治。希望这本书能够帮助读者更多地认识过敏性鼻炎,帮助患者更好地防治过敏性鼻炎,最终摆脱过敏,畅享生活。

由于本书参编人员大多是初次参加科普写作的一线医务工作者,知识水平不一,写作风格不尽相同,书中不足之处在所难免,还望各位前辈、同仁以及读者朋友多提宝贵意见。最后特别感谢联合国环境署医学及化学品技术备择委员会委员、中国包联气雾剂专业委员会主任游一中教授的指导和帮助!

薛建荣

【薛建荣,中国中西医结合耳鼻咽喉科专业委员会变态反应专家委员会委员,常州市医学会变态反应学分会副主任委员,常州市第三人民医院变应性鼻炎诊疗中心负责人】

目 录
Contents

过敏性鼻炎的前世今生 / 1

小问题带来大麻烦的过敏性鼻炎 / 2

为什么越来越多的孩子易过敏 / 4

惹不起躲得起的花粉症 / 6

别把过敏性鼻炎当感冒 / 8

过敏性鼻炎与哮喘之间的"爱恨情仇" / 10

过敏性鼻炎的"罪魁祸首" / 13

病因及发病机制 / 14

无处不在的螨虫 / 17

躲不掉的梅雨季，躲得掉的霉菌过敏　　/ 21

既爱又恨的"宠物毛发"　　/ 23

不容忽视的室内空气污染　　/ 25

过敏性鼻炎诊疗常识　　/ 27

过敏了，要不要做过敏原检测　　/ 28

非花粉过敏季，季节性过敏性鼻炎还需要治疗吗　　/ 30

过敏性鼻炎能根治吗　　/ 32

可以用抗IgE单克隆抗体为过敏性鼻炎

特异性免疫治疗保驾护航吗　　/ 35

益生菌可以治疗过敏性鼻炎吗　　/ 37

过敏性鼻炎的药物治疗　　/ 41

"绿色超人"和它的小伙伴　　/ 42

孟鲁司特的"烦恼"　　/ 45

鼻用糖皮质激素，您用对了吗　　/ 49

鼻用减充血剂，少用为妙　　/ 54

过敏性鼻炎的常见用药误区　　/ 56

过敏性鼻炎的中医诊疗　/ 59

中医学对过敏性鼻炎的认识　　/ 60

过敏性鼻炎的中医诊断分型　　/ 62

过敏性鼻炎的中医内治法　　/ 63

过敏性鼻炎的中医外治法　　/ 67

过敏性鼻炎的中医养生保健　　/ 76

特殊人群治疗　/ 81

孕妇　/ 82

婴幼儿　/ 85

儿童（7岁以上）　/ 88

老年人　/ 91

特殊工种人群　/ 98

| 过敏性鼻炎日常护理　　　/ 101 |

　　　小鼻子，大学问　　/ 102

　　　鼻腔清理　/ 105

　　　鼻腔冲洗　/ 108

　　　口罩的选择与佩戴　/ 110

　　　加湿器，是鼻子的敌人还是朋友　/ 114

1 过敏性鼻炎的前世今生

小问题带来大麻烦的过敏性鼻炎

说起过敏性鼻炎相信大家都不陌生，我们身边多多少少总有那么几个人是过敏性鼻炎患者。虽然大家对它不堪其扰，但似乎也无计可施。今天我们就一起来聊聊这个小问题带来大麻烦的疾病。

过敏性鼻炎是非感染性鼻炎最常见的形式，是过敏原诱发的主要由IgE介导的免疫反应，导致鼻部炎症反应并出现鼻塞、大量清水涕、鼻痒、阵发性打喷嚏等症状。它的发病与遗传和环境有关。研究表明，过敏性鼻炎属于多基因遗传倾向的疾病，并且无显性和隐性之分。父亲患此病，下一代患病率为20%~40%，母亲患此病，下一代患病率为40%~60%；而父母均患此病，则下一代患病率或达60%~80%。环境的变化导致越来越多的人患过敏性鼻炎。初发时患者症状较轻，但随着与环境中过敏原的反复接触，敏感性逐渐增加，病情逐渐加重，发病时间逐渐延长。我们知道基因的改变不是一蹴而就的，需要几代人的时间，目前过敏性鼻炎发病率的快速增长主要与环境的急剧变化密切相关。既往我们按过敏性鼻炎发病时间将它分为季节性和常年性，现在为了便于制定阶梯式治疗方案，我们根据患者症状的持续时间和严重程度，将其分为四种临床类型：轻度间歇性、中度及重度间歇性、轻度持续性、中度及重度持续性。过敏性鼻炎除了鼻塞、大量清水涕、鼻痒、阵发性打喷嚏四大典型症状外，常常合并眼部症状，包括眼痒、眼红、流泪等，我们称之为过敏性鼻结膜炎。当然，严重的还会引起鼻窦炎、中耳炎，甚至哮喘等其他疾患。过敏性鼻炎的反复发作不仅影响患者睡眠休息等日常生活，还会影响学习、工作和社交活动，使患者生活质量下降，同时给患者带来巨大的心理负担和经济负担。尤其是儿童患者将会发生记忆力减退、智力下降、发育迟缓等症状。为此，全社会应给予过敏性鼻炎患儿更多关爱。

得了过敏性鼻炎我们应该重视，及时诊疗。我们可以通过皮肤点刺试验或者血清特异性IgE检测帮助我们了解是否真的过敏，对什么过敏且如何预防，过敏轻重及接受什么治疗方案。世界卫生组织推荐四位一体的治疗原则：环境控制、药物治疗、特异性免疫治疗和患者教育。避免接触过敏原和各种刺激物是过敏性鼻炎防治中的重要部分。治疗过敏性鼻炎的药物主要包括抗组胺药、白三烯调节剂、鼻喷糖皮质激素等。药物治疗快速有效但是容易复发。特异性免疫治疗是目前唯一有可能改变过敏性疾病自然进程的对因治疗，具有适应证的患者应该尽早启动治疗。对过敏性鼻炎患者进行有针对性、形式多样的患者教育非常必要，可以提高患者对诊疗的依从性，从而预防疾病发作，提高治疗效果。综上所述，过敏性鼻炎是一种可防、可控、可治的疾病。

为什么越来越多的孩子易过敏

生活中,我们身边患过敏性疾病的孩子越来越多,那么什么是过敏,什么是过敏性疾病呢?实际上"过敏"随处可见,有人每到春秋季节狂打喷嚏、流鼻涕,鼻塞、鼻痒、眼痒,有人吃了虾蟹,则瘙痒难忍,东抓西挠,全身都是疹子。过敏,从字面理解意思就是对环境中某种物质产生过度反应,比如食入或者吸入某种物质时,我们身体对之产生过度反应,表现为各种不适。通常这些物质对大多数人不会产生危害,但对少部分人却会产生损害身体的不良后果,我们称之为过敏。一般将这种容易对常见物质产生过敏反应的体质,称为过敏体质,引起过敏反应的物质,称为过敏原。

过敏性疾病是指由过敏原诱发的过敏反应导致病理损伤所引起的疾病,包括过敏性鼻炎、哮喘、湿疹、特应性皮炎和过敏性休克等。随着社会经济的快速发展,人们的居住环境和生活方式发生了巨变,导致过敏性疾病发病率不断攀升。过敏性疾病已经成为威胁全球健康的重大问题,是继心血管疾病、肿瘤、糖尿病、呼吸系统疾病、精神心理疾病后的第六大疾病,其中过敏性鼻炎又是过敏性疾病中最常见的。近年来全球过敏性鼻炎的发病率呈明显上升趋势,其全球平均发生率为10%~25%,儿童发生率为40%,引起社会各界的广泛重视。以我国为例，过去6年中国过敏性鼻炎患病率从11.1%升高到17.6%，也就是说6年增加了1个亿的过敏性鼻炎患者。

为什么在感染性疾病的发病率急剧下降的二十一世纪，各种让人讨厌的过敏性疾病却越来越多了？第一个在这个问题上做出研究的是英国科学家David Strachan。1989年，他在著名的《英国医学杂志》发表了一篇题为《花粉过敏、卫生和家庭规模》的研究论文。在这项研究里，他调查了花粉过敏和十几种不同的环境、家庭或社会因素的关系。大意是一个人在孩提时代接触的环境越干净，他（她）长大后就越容易得过敏性疾病。这就是著名的"卫生学说"。大量的科学研究表明，一些非致病性的微生物（比如一些无害的细菌和寄生虫）的确能够帮助我们防止或抑制过敏等免疫性疾病的发生和进展。即在生命的早期接触无害的微生物会帮助我们的免疫系统学会耐受，也就是说学会不要轻易做出反应，尤其是不要轻易对本来无害的外来物质或我们自身的成分做出反应，从而减少过敏和自身免疫病的发生。但是随着人类现代化的进程，相比于传统农业社会，我们现在生活方式和生活环境已经有了巨大的改变，比如粉尘（尤其是PM2.5）或挥发性有害气体对空气的污染，以及人们过度追求现代的生活方式，如追求豪华的室内装修，地毯、空调的使用，饲养、过分亲近宠物等。这种生活方式和生活环境的改变决定了我们所能接触到的微生物的种类和数量。这些改变导致免疫系统和一些无害的微生物的亲密接触被人为地隔离了。因此，我们的免疫系统出现了一定程度的紊乱，对无害的物质和自身的成分容易做出反应，并进一步导致过敏和自身免疫性疾病的发生。如果免疫系统自己会说话，它可能会这么抱怨：变化太大，我不习惯。综上所述，过敏等免疫类疾病发病率的增长主要是因为生活方式和生活环境的改变。这些改变影响我们所能接触的微生物的种类和数量，从而决定了我们身体内微生物的组成，并最后影响到了我们的免疫系统，导致越来越多的孩子过敏。

惹不起躲得起的花粉症

啊嚏，啊嚏……对很多人来说，一到立秋就过敏，真是雷打不动！手里时刻攥着卫生纸，晚上鼻塞到无法入睡，眼睛痒痒总想挠，严重的甚至可能有哮喘发作，只能坐着睡觉，正常的生活和工作都被打乱了。

很多人以为，花团锦簇的春季是过敏高发季，其实，草木旺盛的夏秋季，才是医院变态反应科（过敏科）最忙的时候。

这是因为，春季过敏原主要是部分树木花粉（观赏花色彩艳丽，多是虫媒花，花粉湿度大，传播范围有限）；而到了夏秋季，特别是北方，过敏原主要是杂草花粉，其属于风媒花，通过风来自由传播。临床上更易引起过敏的，就是这些色彩不怎么引人注意，却能在空气中自由飞翔的风媒花花粉。因此夏秋季花粉过敏患者比春季要多，而且症状也较严重。这也是为什么我们把中国过敏防治周设立为每年8月第二周，也即立秋日前后的原因。每年这个时候，中国长江以北地区的"夏秋季花粉症"就会开始暴发。等过了10月份后，这些花粉变少了，过敏人群马上就会感觉舒服多了，就像无形之中有一个神奇的开关一样。但很多过敏的人并不自知，以为只是立秋过后，天气转凉所致，因为过敏跟感冒的症状太相似。

过敏专家建议，花粉过敏的病人到了花粉季就尽量少出门，少开窗，加装空气过滤机器。不得不外出时，要戴好防花粉的口罩、眼罩或提前使用花粉阻隔剂。衣服、被子在花粉季节只能晾晒在阳台，减少花粉飘落。在治疗上，可以采用预防性治疗的办法，不要等到病情发作后才用药。等到发作起来用药往往会比较被动，效果肯定不如提前预防用药好。预防性治疗的办法是口服抗组胺药，鼻喷或者吸入糖皮质类激素，能减轻花粉过敏引起的鼻子和气道炎症，控制过敏性鼻炎和哮喘急性发作。

那么如何知道自己对花粉过敏？过敏专家提醒，若一到每年的春、夏、秋花季就有下述症状出现，那你可能患上了花粉过敏症，应该及时去医院明确诊断，接受规范治疗。花粉过敏症表现如下：

1. 过敏性结膜炎

症状：眼睛发痒（自觉有异物感），过敏性结膜炎的发痒不是一般的痒，其特点是"奇痒"，眼球发红、眼睛分泌物增多，并出现结膜水肿、经常流泪等。

2. 过敏性鼻炎

症状：鼻子发痒，容易打喷嚏，通常一打喷嚏都会在5个以上，严重的一天可打数百个喷嚏。鼻子堵塞，喷嚏不断，流清鼻涕；鼻塞晚上严重，会并发头痛、头晕等症。

3.咽喉过敏

症状：口腔上腭、嗓子等处奇痒。

4.荨麻疹、湿疹、皮肤瘙痒症

症状：脸痒，皮肤痒。皮肤上可出现风疹块，身上自觉瘙痒，挠到痒处就会出现红肿，皮肤易发红、干燥易起皮屑或出现像蚊虫叮咬过的小红点以及湿疹等。

5.支气管哮喘

症状：嗓子痒、易咳嗽、胸中憋闷、气喘、气促等。此类过敏症状晚上严重，干燥刮风的天气会加重，室内比室外感觉稍好。

别把过敏性鼻炎当感冒

春季气候变化剧烈，可以说是春夏秋冬随机转换，在导致上呼吸道感染增加的同时，过敏发病概率也大幅增加，尤其对原先有过敏性疾病的患者来说就更是一个考验。

首先，春季过敏原增多。春暖花开的季节里，大量树木开始开花授粉，加上春季风大，花粉可以随风飘散到很远的地方，空气中到处都是这种细微的花粉颗粒。另外，随着气温升高，螨虫、真菌等在潮湿环境中容易生长的过敏原也开始迅速繁殖，一些换季的衣物当中也隐藏着大量的螨和真菌。随着人们生活水平的提高，饲养宠物的家庭增多，春季也是各种动物换毛的季节。春季日照时间延长，阳光中紫外线强度增加，对皮肤的损害也更大，加上春季穿着较少，皮肤暴露较多。这些因素，使得春季过敏原的种类和数量都明显增多，过敏体质的人接触这些过敏原后就可能出现打喷嚏、流鼻涕、气喘、咳嗽、皮肤瘙痒、起皮疹等过敏反应的症状。

其次，气候变化剧烈。春季气温变化无常，乍暖还寒；春季风沙较大，容易形成沙尘暴天气，这些因素对皮肤和鼻腔、气管等呼吸道黏膜都是强烈的刺激。此外，经过了寒冷干燥的冬季，脱水干燥的皮肤随着温度上升，细胞开始活跃，油脂分泌增多，出汗增加，使皮肤比较敏感，如果衣物穿着不适当，导致出汗受风等，也容易出现皮肤过敏现象。

最后，春季人们的户外活动和运动锻炼增加，而过度运动会诱发哮喘，运动后出汗，防护不好，风吹日晒可增加皮肤过敏的概率。另外，春季人们的情绪波动较大，食物种类增加，特别是韭菜等刺激性食物也可增加过敏的机会。这些因素综合在一起，使得春季成为鼻炎、哮喘、皮肤过敏等过敏疾病的高发季节。

特别提醒：如果过敏患者每年都是同一个季节发病或加重，经过预防之后仍然症状较重，就应该到医院查找确认过敏原及过敏程度，要进行有针对性的对症治疗或脱敏治疗，防止病情的进一步发展，提高生活质量。只要遵从医嘱，治疗及时得当，做好适当的预防，每位过敏患者都可以和正常人一样享受美好的夏秋季。

那么究竟怎么区分过敏性鼻炎与感冒呢？且听过敏专家权威分析：首先看发病情况。过敏性鼻炎是接触过敏原后立即发病，而若是感冒的话，则是在接触感冒病人后1~3天发病。其次看症状所在的重点部位、症状、持续时间。过敏性鼻炎发病部位主要集中在鼻子和眼睛，这两个部位都有痒感，而且持续时间长，往往一个月还不见好，而若是感冒的话，会有全身症状，不仅会流鼻涕、鼻塞、打喷嚏，而且会引起发烧、全身肌肉酸疼、疲倦。最后过敏性鼻炎患者大多是一群具有过敏体质的人，往往都有类似病史，而感冒有自限性，可以自愈，不管吃不吃药，基本一周都能好。

过敏性鼻炎与哮喘之间的"爱恨情仇"

哮喘与过敏性鼻炎关系密切，这是因为鼻黏膜和气道黏膜相连。一个娘胎两个娃，上下气道，两种疾病：过敏性鼻炎，哮喘。鼻黏膜炎症如果不及时控制，很容易发展到气道，使得气道黏膜受到损害，造成气道炎症，从而引起咳嗽、气喘等哮喘症状。过敏性鼻炎是导致成人哮喘的高危因素之一。如果治疗不规范，60%的过敏性鼻炎患者可发展成哮喘或伴有气道高反应性，过敏性鼻炎患者发生哮喘的危险性较正常人高4~20倍。在哮喘患者中，80%的患者有过敏性鼻炎，而在过敏性鼻炎患者中，合并哮喘的占10%~40%。

所以说，想要远离哮喘，管好鼻炎是关键。古罗马盖伦就认识到清除鼻腔分泌物能够改善肺部症状。为了验证治疗过敏性鼻炎是否可以减轻哮喘症状，减少哮喘发病，2002年美国开展了一项回顾性队列研究，资料覆盖1年内4944例哮喘合并鼻炎患者，结果显示：患者治疗过敏性鼻炎显著降低了后期的哮喘相关事件。鉴于过敏性鼻炎和哮喘有着密不可分的关系，《过敏性鼻炎及其对哮喘的影响（ARIA）2008年版》已明确指出：为了取得理想的疗效，要采取上、下呼吸道联合治疗策略，对有持续性鼻炎患者要排除并发哮喘的可能，对有持续性哮喘患者要检查是否并发鼻炎。并且在过敏性鼻炎和哮喘的规范治疗中，很多药物是通用的。

那么，应该如何有效搞定过敏性鼻炎呢？首先是明确过敏原，并且采取有效措施避免或减少接触过敏原。同时患者应在医生的指导下进行药物治疗和脱敏治疗。药物可以抑制过敏性鼻炎相关的炎性介质发挥作用，既能缓解症状，又能预防发作。ARIA（2019年版）是根据现有的基于GRADE分级的ARIA指南发展而来的，并推荐移动通信技术应用于患者管理。指南肯定过敏性鼻炎的阶梯式疗法，明确第二代口服抗组胺药、鼻用糖皮质激素和鼻用H1抗组胺药物是治疗过敏性鼻炎的重要药物，同时指出鼻用糖皮质激素与鼻用H1抗组胺药物复合制剂通过单一给药装置使用，较单独用药更有效。已知过敏原的患者则可进行脱敏治疗，即逐步增量地接触提纯的过敏原，使机体逐步脱离致敏状态，最终减少过敏性鼻炎发作，并且可以预防过敏性鼻炎发展为哮喘。目前推荐患者尽早接受脱敏治疗以争取更多临床获益。由于脱敏治疗周期较长、费用较高，实施时应考虑患者的观点，以实现共同决策。临床药师可在教育患者提高依从性、指导脱敏治疗风险收益方面发挥重要作用。当然，整个哮喘治疗过程中需要对患者连续进行评估、调整并观察治疗反应。控制性药物的升降级按照阶梯式治疗方案选择，哮喘控制维持3个月以上考虑降级治疗，以找到维持哮喘控制最低有效治疗级别。

"同一气道，同一疾病"是世界卫生组织对过敏性鼻炎和过敏性哮喘相关性的一个总结性论述，也是我们在日常临床工作中遇到的普遍现象。过敏性鼻炎和哮喘并非各自独立的疾病，它们组成一个连续的统一体，常以相互依存的方式在同一患者身上共存。要把过敏性鼻炎和哮喘联病患者作为一个整体来看待，而不是分别处理不同的靶器官。理想的做法是应对上、下呼吸道全面检查评估，采取联合治疗策略来治疗上、下气道变态反应，以优化疗效和增强安全性。

2

过敏性鼻炎的『罪魁祸首』

病因及发病机制

过敏性鼻炎又称变应性鼻炎，是具有过敏体质的患者吸入外界过敏性抗原引起的，病变主要发生在鼻黏膜，以突然鼻痒、打喷嚏、流清涕、鼻塞等为主要症状，且反复发作，是以体内IgE抗体介导为主的Ⅰ型变态反应性疾病。根据过敏性鼻炎症状持续的时间可分成间歇性、持续性，根据是否影响生活质量则分成轻度、中度、重度。过敏性鼻炎是一种常见多发病，在普通人群中的发病率为10%~25%。随着工业化的发展，过敏性鼻炎的致病因素不断增加，其发病率近年来有逐渐上升的趋势。

过敏性鼻炎的发病是内因和外因共同作用的结果，其常见原因有遗传因素、鼻黏膜的易感性及抗原物质的作用等。

一、遗传因素

有变态反应家族史者易患此病，即我们通常所说的过敏体质。患者家庭中多有哮喘、荨麻疹、湿疹或药物过敏史人员，不少家族几代人中都有过敏性鼻炎患者。

二、鼻黏膜的易感性

易感性的产生源于抗原物质的经常刺激,过敏性鼻炎患者鼻黏膜中肥大细胞、嗜碱性粒细胞不仅数量高于正常人,且有释放引起过敏反应的化学物质的较强能力。

三、抗原物质

能够刺激机体产生过敏反应的物质称为变应原(又称过敏原),是变态反应发生的必要条件,引起过敏性鼻炎的常见变应原按其进入人体的方式主要分为吸入性变应原、食入性变应原及接触性变应原。

(1)吸入性变应原通过呼吸吸入鼻腔,是过敏性鼻炎最常见的病因。吸入性变应原多悬浮于空气中,通过呼吸动作被吸入鼻腔,常见的有花粉、真菌、尘螨、皮屑、羽毛、室内尘土等。春季是花粉播散的高峰期,也是过敏性鼻炎的高发季节;真菌在自然界分布极广,主要存在于土壤和腐败的有机物中,室内高温和阴暗潮湿有利于真菌生长,室内观赏花花盆中的土壤也常成为真菌良好的生长场所;屋内尘螨主要寄生于居室内各个角落,其中以床褥、枕头、沙发垫、空调某些角落内的灰尘最多见;皮屑以常见动物皮屑为多,如家养宠物及牧民饲养的狗、牛、马和羊等;羽毛则是家养观赏鸟或家禽脱落的羽毛或羽绒服、羽绒被中的羽毛多见;室内尘土也是引起过敏性鼻炎的一种常见变应原物质。

(2)食入性变应原是指经口腔通过消化道进入人体而引起鼻部症状的变应原物质。食入性变应原种类非常多,如牛奶、蛋类、鱼虾、肉类、水果，甚至某种蔬菜都可能成为变应原。它们所引起的过敏反应以消化道表现多见，如腹胀、腹泻，引起过敏性鼻炎的概率相对较低，需仔细分辨才能确定。

（3）接触性变应原也是过敏性鼻炎发病的重要因素，患者只要与之接触或闻到气味，都能引发过敏，如化妆品、汽油、油漆、酒精等多种物质，都可成为变应原。因此，油漆匠、理发师、美容师、加油站员工的过敏性鼻炎常由接触性变应原引起。有些爱美的女性换用某一品牌的化妆品时引起喷嚏连连，也是这个原因导致的。

其他可以引起过敏的因素包括过敏原的长期慢性暴露、饮食和环境污染等。

过敏性鼻炎属IgE介导的Ⅰ型变态反应，致敏原吸入鼻腔后，在鼻黏膜内产生相应的IgE抗体，并与周围肥大细胞表面的IgE受体结合，患者即处于致敏状态。当再次吸入同类致敏原时，抗原抗体结合，并激活肥大细胞使之释放组胺、白细胞三烯等大量生物活性介质，从而造成鼻黏膜血管扩张、通透性增强、腺体分泌增多及以嗜酸粒细胞为主的炎性浸润。

无处不在的螨虫

尘螨为微小生物,如针尖大小,肉眼可见。在屋尘中有大量尘螨生长,约有150种,分为两大生态类群。一类是滋生在家具和生活用品(尤其是卧具、沙发、地毯、毛衣、棉衣)中,取食人体皮屑的屋尘螨类;另一类是滋生在贮藏物如粮食、食品和草药仓库中的仓尘螨类,都是人类生活活动带进的。尘螨密度的季节消长与哮喘急诊的人数增减基本吻合,也说明了尘螨与哮喘发病的相关性。

尘螨主要滋生在卧具和衣物中,如棉花及其制品、羊毛、羽毛和麻丝等,化学纤维中也可大量生长。卧室中床褥、枕头、地毯和沙发中最多,不常洗的衣服中也能滋生。尘螨的食物为粉末性物质,如人类的皮屑、面粉、奶粉,也可吞食植物花粉和霉菌孢子及植物纤维。

尘螨呈全球性分布,除了在海拔2000米以上的高寒地带难以生存外,各地都有。特别适于生长在温暖潮湿的地带,如我国华东、华南沿海沿江地区。初期繁殖较慢,以后则呈几何级数增长,数量惊人。在温带地区,寒冬和盛夏的气候不适宜尘螨生长,故而在春秋两季出现尘螨种群两个密度高峰,秋季密度高于春季。在空调间可全年繁殖。卧室内的卧具和地毯是最适合尘螨的滋生场所，起居室中地毯上的尘螨少于卧室。

尘螨也是最为常见的吸入过敏原，即在空气中吸入了螨虫排泄的废物，1克灰尘中可有10万个螨虫废物的微粒及螨虫的尸体，即使吸入的螨虫已经死亡，但它们仍然会引起过敏症状，被称为"尘螨过敏原"。

螨虫过敏分很多症状，常见的有皮肤过敏和呼吸道过敏两类。

1.皮肤过敏

主要表现为过敏性皮炎、湿疹等皮肤问题，还有过敏性结膜炎。

2.呼吸道过敏

主要表现为过敏性鼻炎、过敏性咳嗽、过敏性哮喘等综合征。

生活中我们如何判断是否属尘螨过敏？

（1）尘螨过敏多半会有鼻子、眼睛痒，尤其是晚上睡觉或者早起有鼻塞、咳嗽、打喷嚏等，到空气好的地方就好转。

（2）打扫卫生的时候症状变严重，换季的时候新换被褥或者衣服，就有明显的严重的情况。

（3）特异性免疫诊断：尘螨过敏的诊断主要依赖免疫学检测。目前临床上有许多体内和体外的免疫学检测方法，包括尘螨变应原皮肤试验、血清尘螨特异性IgE测定、尘螨支气管或鼻腔激发试验、肥大细胞脱颗粒试验、嗜酸性粒细胞阳离子蛋白水平测定等。

尘螨过敏的治疗分三个方面：

1.改善生活环境，减少过敏原接触

过敏是体质问题，本身并不是病，只是说明属于过敏性体质，在不遇到过敏原（螨虫及螨虫产生的尸体粪便等形成的灰尘）的情况下，是根本不会有任何过敏症状的。所以预防过敏性疾病的最好办法就是改善生活环境，避免接触过敏原，不接触或者少接触，自然就不会发作或者可以降低发作的概率。家庭中导致过敏的尘螨90%以上都在床上的被芯、床垫和枕芯里面，其余的在衣柜、窗帘，还有地板等地方。如果床上都用高密度防螨虫床上用品隔离，比如帕雷丁防螨四件套，然后配合搞好卫生，可以使家中过敏物质的含量降低90%以上，能够很好地缓解过敏症状。除了用专业防螨寝具，配合搞好家里的卫生也是很重要的。为了达到最佳效果，请务必注意控制好家居环境。衣柜里的衣物，不常用的请用真空收纳袋包装起来。长时间不用的衣物和被子，重新拿出来用的时候，一定要先洗晒再用。闲置的毛绒玩具、空调过滤网记得经常清洗。经常拖地，把各种家具和地板、窗台等地方的灰尘都弄干净。室内不养花草，越简单越好。经常开门窗通风，让过敏物质飘到室外去。

2.权宜治疗

权宜治疗是说当过敏发作得厉害的时候，医生给开抗过敏药物（通常为口服抗组胺药物及鼻用糖皮质激素），通过用药来改善过敏症状，起到短期的减轻痛苦的作用。一般情况下，医院的医生都采用这种方法。这个是权宜之计，所以且叫之权宜疗法。过敏是体质问题，本身不是病，所以目前没有什么药物是可以改变体质的。所以药物都是短期控制，如果停药一段时间，但是你依然生活在这个充满过敏原的环境，很快过敏就会再次发作，如此循环往复，因而过敏是慢性的、很难解决的问题。

3.脱敏治疗

脱敏治疗其实属于免疫疗法，如果用一个最简单的方法来解释什么叫脱敏治疗，那就是挑担子，每个人的力气是不一样的，有的人30斤就扛不住了，有的人能扛100多斤。过敏也是一样的，有些人睡在螨虫堆里也不会产生过敏，因为他的体质可以耐受，不会产生排异反应，但是有些人吸入30只螨虫，就会导致鼻黏膜水肿、发炎，然后引发鼻炎、哮喘等一系列问题。脱敏治疗就是通过注射或者舌下滴尘螨提取物，通过科学计算的剂量，逐渐增加患者对过敏物质的接触量。30只患者可能10天才适应，然后加到35只的量，40只的量，直到100只，或者200只的量，这个和挑担子是一样的，如果一下从30斤的担子换成80斤的担子，肯定挑不起来，但是如果每天加1斤，通过几个月，肯定可以逐渐接近挑起80斤那个担子，而且也不会有很大的痛苦。脱敏治疗成功率为60%~70%，儿童的成功率一般大于成年人。

脱敏治疗也有其优缺点：如果成功，那可以把个人对尘螨的耐受度提高到一个更高的阶段，确保在大部分环境下不会出现严重的过敏反应。缺点是治疗周期很长，难以坚持，比如注射脱敏，需要定期到医院注射脱敏制剂，频率从每个星期到每个月去数次不等，持续2~4年，对于远离医院或者学业工作在身的人来说，这是一个非常痛苦的过程，坚持下来非常不容易。如果中断，就影响了治疗效果，导致失败。还有一些人对脱敏制剂不耐受，也不能进行脱敏治疗。

躲不掉的梅雨季，躲得掉的霉菌过敏

"黄梅时节家家雨，青草池塘处处蛙。"梅雨季，这是身处长江中下游地区的小伙伴们每年都躲不掉的特殊天气。而对于过敏体质的朋友来说，更是没完没了的烦恼。

霉菌过敏患者进入梅雨季节后症状愈发严重起来。霉菌作为广泛存在于室内外环境中的重要过敏原，居住环境的潮湿程度与学龄前儿童过敏性鼻炎、哮喘及湿疹的发生率密切相关。有研究表明，在欧洲霉菌引起的呼吸系统过敏性疾病的患病率已达5%。

霉菌是真菌的一种，主要由孢子和菌丝组成。霉菌喜欢潮湿、温暖的环境，最适温度为18~32℃，最适相对湿度为65%以上，所以其分布有一定的季节性和地区性，如炎热的夏季，冬季过度供暖的屋子、湿热的沿海地区等。根据室内外霉菌种类的不同，可分为室内和室外霉菌暴露。室内霉菌的产生主要与环境潮湿有关，如常见的青霉菌、曲霉菌和毛壳菌等。潮湿的下水道、空调通风口、发霉的墙体、绿植土壤和腐烂的食物中均有霉菌的分布。室外霉菌以链格孢和枝孢菌为主，空气的温度和湿度共同决定了霉菌的孢子浓度和类型，室外霉菌可通过门窗进入室内。霉菌的孢子是主要的致敏原，真菌孢子极小且轻，可以在空气中自由飘散，霉菌过敏者吸入后即可诱发症状，如打喷嚏、流清鼻涕、鼻痒、鼻塞、胸闷、咳嗽，甚至发生哮喘。也有少部分患者表现为眼部症状（眼痒、流泪、刺激感等）、皮肤症状（皮痒、皮疹、灼热、刺激感等）或胃肠道症状（恶心、呕吐、腹痛、腹泻、肠鸣音亢进等）。

对霉菌过敏患者，减少室内外霉菌的暴露是最基础也是最重要的预防措施，我们日常生活中怎样控制霉菌呢？《中国过敏性哮喘诊治指南》（2019年版）建议，避开霉菌干扰，要做好以下几点：

（1）地下室、浴室要定期除湿，保持室内干燥通风，相对湿度＜50%。

（2）尽量避免在室内游泳池、蒸汽浴室、温室花房内逗留。

（3）用漂白粉或其他清洁剂清洗卫生间、冰箱、垃圾桶、下水道及空调滤网等。

（4）夏季衣服随换随洗，如果衣物发霉要及时清洗消毒。

（5）及时清理垃圾，避免接触枯叶、垃圾、土壤、堆肥。

（6）地毯、书籍、报纸和衣物应防潮防霉，食物合理贮存，防止霉变，勿大量贮存蔬菜、水果。

（7）室内或阳台上不要放置花草，不要种植需要经常浇水的花草。

既爱又恨的"宠物毛发"

很多人对宠物的毛发是既爱又恨，爱的是宠物毛发颜值比较高，也保暖，恨的是掉毛真的让人烦恼，容易诱发过敏。随着人们生活水平的提高，现在养宠物的人士越来越多了，因此宠物过敏在我国也已经成为很普遍的问题。

什么导致了宠物过敏？

真正的过敏原实际上是宠物的唾液、排泄物及皮屑中的一些蛋白质，单纯动物毛发本身是很难引起过敏的，但宠物的毛发能存积皮屑、尿液和唾液，还会携带其他种类的过敏原，如尘螨、花粉等。宠物过敏原还能沉积于家具和其他物体的表面。这些过敏原在很长时间都不会失去其致敏性。有时，这些过敏原可能在墙壁、家具、衣服和其他物体表面存留几个月之久。因此，宠物过敏原是无处不在的。在从来没有养过宠物的家里和其他地方甚至都有宠物过敏原。这是因为人们的衣服可携带宠物过敏原。另外，宠物过敏原可通过空气传播，也可能在打扫卫生、除尘或其他活动时引起飘散。而宠物过敏原一旦飘散则可长时间悬浮在空气中。

宠物过敏的症状是什么？

因为鼻黏膜及眼结膜会直接接触宠物过敏原，所以最常见的症状是接触动物之后出现鼻痒、打喷嚏、鼻塞、流鼻涕、眼红、眼痒、流泪，而严重患者会出现大片皮疹、瘙痒、咳嗽，甚至出现胸闷、喘憋及呼吸困难。

宠物过敏如何治疗？

最重要的是遵循规避过敏原的原则。最好的治疗方法是避免与猫或狗等宠物的生活环境接触。如果可能的话，尽量避免到访那些有可致过敏宠物的地方。严格回避能让症状缓解得很好，甚至不需要药物治疗。

我们知道，宠物们已经陪伴了我们很久，成了我们的家人，的确会存在难以割舍的情况，那么还有以下一些措施可以帮助大家在饲养宠物的同时，尽量降低过敏原接触量，减轻症状：

（1）让宠物远离卧室。因为你每天有1/3到一半的时间都在那里。卧室门保持关闭，积极清扫卧室。

（2）宠物过敏原会黏附在各种家具、寝具、墙壁等表面，因此，应该移除动物最喜欢的家具，尽量不要使用地毯，光滑平整的地砖、地板和墙壁是最合适的，也易于清理。

（3）用普通吸尘器打扫房间时要注意戴口罩，因为吸尘器会把过敏原搅动到空气中，加重过敏症状。应首选带过滤器的吸尘器。

（4）长时间接触宠物后及时更换衣物。

（5）中央空调可以使过敏原在各房间传播。可考虑用粗棉布等过滤材料覆盖卧室通风口。

（6）可以在卧室使用空气净化器，每天至少使用空气净化器4小时。但应注意净化器也无法清除附着在器物表面的过敏原。

（7）每周让宠物洗澡可能有助于降低室内空气中过敏原浓度。

（8）请其他不过敏的人在室外刷洗宠物，去除皮屑，清洁猫砂盆或笼子。

不容忽视的室内空气污染

空气污染物可简单地分为室内污染物和室外污染物。由于工业发展、汽车保有量增加，直接排放到空气中的室外污染物逐渐增多。大家都知道室外空气污染物（PM2.5、PM10、NO_2、SO_2和O_3）暴露与过敏性疾病患病率之间呈明显正相关，会诱发或加重过敏性疾病。

过敏性鼻炎的患儿大部分时间都是在室内度过的，而且现在住房拥挤，通风差，导致室内污染物和尘螨增加，鼻炎、哮喘发病率上升，症状加重。因此，室内空气污染与室外空气污染相比，对过敏性鼻炎儿童健康的影响更大。我们要更多地关注室内空气质量和室内污染对患鼻炎、哮喘儿童的影响。

近年来导致室内空气质量出现问题的主要原因如下：室内建筑和装修产生的有毒有害气体，如甲醛、苯、VOC（可挥发性气体）等；城市家庭儿童房中的装饰和摆设，如地毯、床毯和各种装饰物；儿童的各种玩具造成的污染，毛绒玩具中的尘螨污染、木制玩具上油漆的铅污染、塑料玩具的挥发性物质都是导致儿童患鼻炎、哮喘的隐形杀手；强调节能导致的建筑密闭性增强和新风量减少；散发有害气体的电器产品的大量使用；空调系统或装置运行管理得不合理；厨房和卫生间气流流通不合理等。

因此，为了预防鼻炎、哮喘，除了每周清洗一次床单、被套、枕头套之外，定期清洁家中的窗帘也很重要。鼻炎、哮喘患儿家庭尽量不使用地毯、床毯和各种装饰物。家长要关注儿童各种玩具造成的污染。房子装修时要注意通风，不能过于密闭。装修后的房间含有大量有害气体，装修后应良好地通风散味后再入住。已经入住新房的家庭要每天定时开窗通风，保持室内空气新鲜；有条件的每天早、中、晚三次各通风20分钟为宜。同时对于儿童、老人、孕妇这类对空气质量更为敏感的人群，他们的健康更容易遭受室内空气污染影响，可以考虑选择空气净化器帮助清除室内污染，改善室内空气质量。

同时，可以养吊兰、芦荟、虎尾兰等植物，通过绿色植物净化法吸收甲醛等污染物质，并防止室内空气污染。但大多数植物夜间进行呼吸作用，吸收氧气，释放二氧化碳，这样的植物晚上最好不要放在卧室。

最后，我们应尽量少用或不用杀虫剂、空气清新剂、指甲油等，避免长期使用对人体呼吸道造成损伤。

3

过敏性鼻炎诊疗常识

过敏了，要不要做过敏原检测

过敏了，要不要做过敏原检测？这是困扰很多过敏性鼻炎患者的一个普遍问题。有的患者觉得做了过敏原检查意义不大，认为就是找到过敏原也不能完全避免，对治疗没什么帮助。同时一些基层医院非专科医生对过敏性鼻炎认识不足，也不建议进行过敏原检查，而是根据临床症状推荐患者接受药物治疗。

过敏性鼻炎常常发生在一部分相对固定的人群中，这部分人群是具有过敏体质的人，属于先天免疫功能异常，也就是说，具有这种体质的人，发生过敏反应的可能将伴随终生。当然，具有过敏体质的人并非一定会发生过敏性鼻炎，这是由过敏发生的机制决定的。当具有过敏体质的人首次接触到过敏原后，机体并不会产生过敏的症状，但是体内会产生一种相应的特异抗体，当这种特异性抗体积累到一定数量时，如果再次接触到这种抗原，特异性抗体便会与其相结合，使机体介质细胞脱颗粒，释放多种介质，从而产生一系列过敏症状。

过敏性鼻炎发生有两个基本条件，过敏体质（遗传）和过敏原（环境）。所以想要控制过敏性鼻炎，第一步就是要确诊我们到底是对什么过敏。明确过敏原，制定有效的避免措施。避免接触过敏原是过敏性鼻炎防治的基本原则，可以减少长时间药物治疗的支出与潜在的不良反应。那我们现在有什么样的方法可以筛查过敏原呢？目前常用的方法包括皮肤点刺试验及血清特异性IgE测定。

皮肤点刺试验：优点是简单方便，快捷经济，整个检测过程只需30分钟左右，具有良好的特异性及敏感性，临床相关性和重复性较好。缺点在于目前可检测的过敏原种类较少，可能受到皮肤反应性和药物影响，同时有极低的诱发过敏性休克可能。

血清特异性IgE测定：操作方便，静脉采血后由检验科完成相关检测，可检测的过敏原种类相对较多，需要一天到几天时间得到报告，但是存在假阳性的可能，这个时候需要根据患者的病史进行解读。例如，患者存在牛奶特异性IgE但是患者喝牛奶从不过敏，这就可能是假阳性。

在此需要强调的是，过敏性鼻炎诊断不能仅仅依靠过敏原检查，需要根据病史、症状、皮肤点刺试验和/或血清特异性IgE检测结果综合分析，最终明确诊断。

那么过敏原检查有哪些误区呢？

误区一：引起过敏反应的物质叫作过敏原，都是大分子蛋白，没有蛋白就不能成为过敏原。对过敏原概念混淆的人不在少数，很多人说："我对冷空气过敏，风一吹，我就打喷嚏、流鼻涕。"实际上这可能是过敏性鼻炎患者对冷空气中夹带的粉尘或者尘螨过敏，也可能是血管运动性鼻炎被冷空气刺激诱发。

误区二：在食物过敏诊断中有一个常见的误区，食物不耐受与食物过敏是两个不同的概念，而食物不耐受的筛查常常被误认为食物过敏的筛查。在临床上诊断过敏性疾病，尤其在判断食物过敏时，不能仅凭IgE阳性或皮肤试验阳性就轻易得出对某种物质过敏的结论，一定要密切结合临床症状和患者的病史来综合判断。比如喝牛奶以后肚子胀气，则是乳糖不耐受。

误区三：过敏原检测，目前公认的就是以上介绍的两种。诸如德国产"百康生物共振检测仪"，声称不扎针、不抽血，就能查出上千种过敏原，而且还能同时进行脱敏治疗，都是伪科学，是虚假宣传。

非花粉过敏季，季节性过敏性鼻炎还需要治疗吗

花粉诱发的季节性过敏性鼻炎（seasonal allergic rhinitis，SAR），又被称为"枯草热"或"花粉症（pollinosis）"，表现为以鼻结膜炎为主的一系列症状，包括流鼻涕、打喷嚏、鼻子痒、鼻子堵、眼睛痒，严重的甚至发生咳喘。花粉过敏引起的季节性过敏性鼻炎具有非常鲜明的季节性和地区性。由于花粉在空气中飘散的特点，我国北方地区花粉浓度显著高于南方，因此季节性变应性鼻炎的发病率显著高于南方，可达18.5%以上。引起花粉症的主要气传性花粉包括春季花粉和秋季花粉。春季花粉以圆柏、法国梧桐、白蜡、桦树、杨树

等的花粉为主；常见秋季花粉以蒿属花粉、葎草和豚草等花粉为主。

花粉症具有明显的季节性，但目前有研究提出最轻持续炎性反应状态（minimal persistent inflammation，MPI）的概念，该概念认为在植物花粉播散初期，少量的花粉颗粒就可以导致花粉症患者鼻黏膜轻微持续的炎性反应，患者可能无明显症状，但鼻腔黏膜可出现嗜酸粒细胞等炎性反应细胞的浸润，造成黏膜高反应状态，而且炎性反应的持续存在可引起呼吸道发生组织重塑。研究还发现，在低过敏原暴露期间，尽管患者无症状表现，但鼻腔中依然能观察到炎症。这种最轻持续性炎症（MPI）刺激鼻黏膜，导致对过敏原敏感性增强，在一定过敏原暴露下增加炎症反应。在过敏症状出现之前和症状恢复到基线水平后至少4周内，炎症都存在。临床上明显的症状只是过敏反应的"冰山一角"，隐匿性炎症和过敏反应的结果本质都是一致的。从临床角度来看，虽然避免过敏原是疾病管理的重要组成部分，但仅采取避免措施通常无法改善症状。MPI概念的提出，提示症状不再是过敏性鼻炎治疗的唯一靶点，控制无症状的炎性反应才是治疗的根本所在。这表明，应该改进花粉症的治疗策略，以减少炎症现象和症状为目标，即在整个过敏原暴露期间持续治疗，而不是根据症状和需要进行治疗。花粉季节前的早期干预治疗（early interventional treatment，EIT）对黏膜炎性反应的控制可能有较大帮助。这些都提示我们季节性过敏性鼻炎不仅在非花粉过敏季需要持续治疗，而且在花粉季之前就需要预治疗。

目前，季节性过敏性鼻炎对症治疗包括抗组胺、抗白三烯和鼻用激素（INS）；对因治疗——免疫治疗（AIT）是可能对MPI有影响且可用于治疗花粉症的主要选择。对于季节性过敏性鼻炎，专家推荐第二代抗组胺药物口服连续4周，这种持续性长期给药与按需给药（按症状需要）相比，前者可有效防止症状复发，患者生活质量显著高于后者。白三烯受体拮抗剂推荐用于中重度过敏性鼻窦炎和哮喘共同发病的治疗。专家推荐花粉飘散高峰期的前2周予以患者白三烯受体拮抗剂口服治疗，并持续到花粉飞散结束，患者上下气道症状显著改善。鼻用激素是治疗变应性鼻炎最有效的药物，专家推荐连续使用4到8周。免疫治疗是目前唯一一种能从根本上治疗过敏性鼻炎的方法，专家推荐在疾病发作后尽早开始过敏原特异性免疫治疗，会获得更佳的临床疗效。

过敏性鼻炎能根治吗

相信有一个问题一直困扰着众多过敏性鼻炎患者朋友：过敏性鼻炎，这个毛病能根治吗？要想回答这个问题可不是简单的几个字，能或者不能。

首先我们要了解过敏性疾病的发病本质。过敏症状可以发生在各个器官，从而表现为湿疹、荨麻疹、过敏性鼻炎、过敏性哮喘、过敏性眼结膜炎和食物过敏等，凡此种种统称为"过敏性疾病"。过敏性疾病的表现属于I型过敏反应，即速发型过敏反应。从理论上来说，过敏是机体排除异物的一种防御反应，是无法消除的。

那么过敏性疾病是不是不治之症呢？实际上过敏性疾病可防可治，世界卫生组织推荐四位一体的防治策略，包括环境控制、药物治疗、免疫治疗、患者宣教。很多过敏性鼻炎患者经过规范化诊疗，过敏症状得到了很好的控制和改善，甚至部分患者在接受免疫治疗后达到了理论上的根治，不再复发。

接着重点介绍免疫治疗。免疫治疗在临床应用已经有一百多年的历史，是过敏性疾病特有的针对病因的治疗方法。世界卫生组织充分肯定其疗效并指出"特异性免疫治疗是影响过敏性疾病自然进程的唯一治疗手段"。它通过调节患者的免疫系统，使临床症状明显缓解或者完全消失，疗效可以持续多年甚至终身，还有很好的预防作用，预防过敏性鼻炎转化为哮喘，预防新的过敏症发生。特异性免疫疗法又叫脱敏疗法，是指将生活中不能避免接触的常见过敏原制成浸出液，然后将此浸出液以逐渐递增的剂量和浓度给过敏性疾病患者进行皮下注射的一种疗法。通过反复给此病患者注射这种浸出液，可以促使其体内产生相应的抗体，从而达到改变患者体内免疫系统反应性的目的，类似中医的"以毒攻毒"。过敏性鼻炎患者使用此法进行治疗的时间很长（总疗程为2~3年），但最后取得的疗效会非常理想。经过有效的脱敏治疗后，当患者再次接触致敏物时就可以不发病，或即使发病其症状也会大大减轻。因此，病情较重或发作较频繁的过敏性鼻炎患者应及早进行脱敏治疗，以便更好地控制病情。

过敏性鼻炎患者在进行脱敏治疗前，首先要找出导致自己过敏的过敏原。筛查过敏原的方法主要有皮肤点刺试验、过敏原血清学检查等。在找到过敏原之后，患者即可选择相应的过敏原进行脱敏治疗。医生会根据这类患者对过敏原过敏的程度，确定为其注射脱敏液的起始浓度。然后，医生会按照从小剂量到大剂量，从低浓度到高浓度的规律，每隔一段时间为患者注射一次脱敏液。一般来说，注射脱敏液的次数会从每周注射1次开始注射。此后，患者应坚持按照每月注射1次的频率进行2~3年的维持性治疗，以免前功尽弃。在进行维持性治疗期间，患者的病情若连续2年没有发作，可考虑停止进行脱敏治疗。

临床实践证实，脱敏疗法是目前唯一一种能从根本上治疗过敏性鼻炎的方法，用此法治疗过敏性疾病的有效率约为80%。需要注意的是，过敏性鼻炎患者即使使用脱敏疗法取得了理想效果，仍要在生活中避免接触过敏原。如果周围环境中过敏原的浓度过高，其病情仍有复发的可能。在进行脱敏治疗期间，患者可能会出现呼吸急促、皮肤红肿、发痒等不良反应。因此，在注射脱敏液后，患者应留在医院观察半个小时再回家。正在使用β受体阻滞剂进行治疗的患者、患有其他免疫性疾病或恶性肿瘤的患者、对脱敏疗法依从性较差的患者（如精神病患者等）及孕妇应禁用脱敏疗法。

可以用抗IgE单克隆抗体为过敏性鼻炎特异性免疫治疗保驾护航吗

过敏原特异性免疫治疗是目前唯一一种能从根本上治疗过敏性鼻炎的方法，它通过调节患者的免疫系统，使临床症状明显缓解或者完全消失，疗效可以持续多年甚至终身，还有很好的预防作用。当前特异性免疫治疗还存在一些治疗困境，如有严重未控制的哮喘[第1秒用力呼气量（FEV_1）<70%]、严重未控制的特应性皮炎等禁忌证，存在局部和全身等潜在不良反应，患者依从性不佳，且目前特异性免疫治疗仅能满足单一尘螨过敏或包括尘螨在内的2~3种过敏患者，无法满足多重过敏原患者的治疗需求。特别是标准化特异性免疫治疗一般需3~5年，在整个治疗过程中，或多或少都有可能发生一些不良反应，这些不良反应有可能影响患者的情绪和感受，影响他们对免疫治疗的信心及依从性，严重的不良反应甚至会威胁到患者的生命安全。过敏原特异性免疫治疗过程中可能发生严重过敏反应的风险是医患双方共同关注的话题和最大担忧，那么有没有一种药物可以为过敏性鼻炎特异性免疫治疗保驾护航呢？

以奥马珠单抗、度普利尤单抗为代表的抗IgE单克隆抗体生物制剂，能够结合游离IgE，从而阻止IgE与效应细胞结合，减少炎症因子释放。奥马珠单抗、度普利尤单抗先后被批准用于重度哮喘、重度特应性皮炎和难治性鼻窦炎。过敏性鼻炎最重要的发病机制就是IgE介导的Ⅰ型变态反应，这些抗IgE单克隆抗体对具有类似病理机制的过敏性鼻炎也有较好作用。基于以上原因，近10年有学者尝试将奥马珠单抗、度普利尤单抗作为过敏性鼻炎特异性免疫治疗的辅助治疗或者预治疗，希望使更多过敏性鼻炎患者能够接受过敏原特异性免疫治疗，从而获益。已有证据表明，过敏性鼻炎特异性免疫治疗联合使用抗IgE单克隆抗体生物制剂，可以缩短达到维持剂量的时间，减少不良反应发生，提高治疗安全性。那么奥马珠单抗、度普利尤单抗联合特异性免疫治疗有哪些获益？又该如何联合呢？

机制上，抗IgE单抗联合特异性免疫治疗建立免疫耐受。在初始致敏阶段，奥马珠单抗通过降低游离IgE、降低IgE高亲和力受体（FcεRI）表达、抑制IgE合成，可以控制症状，帮助启动AIT治疗并可减少治疗过程中的不良反应，增加剂量递增期成功率。在建立免疫耐受阶段，奥马珠单抗通过恢复调节性T细胞（Treg）数量的作用，可以辅助免疫应答向Treg偏移，辅助建立免疫耐受。同时抗IgE单抗联合特异性免疫治疗可减少急救药物使用。

联合治疗有两种方式：预治疗——抗IgE单抗可助重度未控制哮喘患者启动特异性免疫治疗。

辅助治疗——抗IgE单抗联合特异性免疫治疗全方位改善过敏性鼻炎合并重度特应性皮炎患者症状。

按特异性免疫治疗阶段不同，抗IgE单抗联合免疫治疗方案及疗程主要有以下两种：在脱敏治疗启动之前的4~8周先使用抗IgE单抗治疗，在启动脱敏治疗后，抗IgE单抗治疗应与脱敏治疗重叠至少8周。也可在脱敏治疗剂量维持期联合抗IgE单抗，但目前具体疗程未明确。此外，当前抗IgE单抗联合特异性免疫治疗最长治疗时间为10个月，联合治疗期间患者均未出现全身不良反应，则视为达到了目标维持剂量。

总的来说，过敏性鼻炎特异性免疫治疗联合使用抗IgE单克隆抗体生物制剂可以显著降低不良反应的发生频率和严重程度，提高特异性免疫治疗安全性。对于曾经发生过严重过敏反应，合并控制不佳的中重度哮喘和合并重度特应性皮炎的过敏性鼻炎患者，可以加用抗IgE单克隆抗体生物制剂保驾护航。如正考虑进行脱敏治疗，却困于患者过敏性疾病控制不佳无法启动；如正在进行脱敏治疗，却饱受不良反应折磨，难以坚持，或许联合抗IgE单抗会是不错的治疗选择。

益生菌可以治疗过敏性鼻炎吗

过敏性疾病的发生率在过去30年中大幅提高，其已经成为一个被广泛关注的全球健康问题。导致过敏性疾病发生率升高的原因众多。一个普遍接受的解释是1989年Strachant提出的"卫生假说"。由于卫生和生活条件的改善，疫苗、抗生素的应用，家庭规模的缩小，使得微生物和细菌产物（如内毒素）早期暴露减少，促进了对环境过敏原的过敏反应。目前过敏性疾病的治疗方式包括避免接触变应原、药物治疗、特异性免疫治疗、患者宣教等，益生菌作为一种新型免疫调节剂，对过敏性疾病的辅助预防和治疗作用日益引起广泛关注。很多过敏性鼻炎患儿的父母都在给患儿服用益生菌，那么益生菌能不能治疗过敏性鼻炎？如果可以又该如何挑选益生菌，使用期间需要注意什么？

一、为什么益生菌可以治疗过敏性疾病？

人类在出生的时候，其胃肠道是清洁无菌的，但是在生命的最初几个月至几年内，一系列有益菌的定植迅速产生了，直到建立起一个稳定的天然肠道微生物环境。在建立天然肠道微生物环境的过程中，如果双歧杆菌或梭状芽孢杆菌等有益菌在最初的肠道微生物环境中比例降低，将导致特应性体质及过敏性疾病。食物性抗原同样对新生儿的胃肠道系统有很强的刺激。动物实验表明，这些抗原可诱发黏膜水平及全身水平的特异性免疫。因此，过敏性疾病的预防工作必须于婴儿期开始，而且最好首先接触食物性抗原，而益生菌正好符合此要求。大量研究表明微生物暴露和肠道微生物包括益生菌在诱导免疫耐受、抑制过敏性疾病的发生和改善过敏性疾病症状方面起着重要的作用。所以说益生菌是可以用于预防和治疗过敏性鼻炎的。

二、如何选择合适的益生菌？

（1）菌的数量要够，至少要有10的12次方才够，低于这个浓度就达不到治疗效果。

（2）选择安全菌种，如副干酪乳杆菌、罗伊氏乳杆菌、嗜酸乳杆菌、鼠李糖乳杆菌和长双歧杆菌类。以上菌种对于过敏性疾病的调节比较有效。

三、服用益生菌需要注意哪些事项？

（1）冲调含有益生菌的奶粉或制剂，要注意使用温开水（35~40℃），冲泡好的奶或益生菌制剂要及时服用，以免益生菌死亡失效。

（2）益生菌不能与抗生素同服。抗生素尤其是广谱抗生素不能识别有害菌和有益菌，所以它杀死敌人的时候往往把有益菌也杀死了。这时候或者过后补点益生菌，都会对维持肠道菌群的平衡起到很好的作用。如果必须服用抗生素，服用益生菌与抗生素间隔的时间不应短于2~3小时。

（3）1岁以上的宝宝，可以喝益生菌酸奶。特别是有食欲减退、便秘、经常腹泻或消化不良的宝宝，长期选择益生菌酸奶还能调节胃肠功能。喝酸奶后，若发生腹部不舒服或腹痛、恶心、呕吐，应立即停止饮用。

（4）益生菌的食物有纤维、乳糖、淀粉、寡糖、益生菌的发酵产物等成分，所以在补充益生菌的同时，应多吃根茎类蔬菜、水果及海藻等食品，相当于在肠道里布置一个它们喜欢的生长环境。多数益生菌并不喜欢肉类和葡萄糖，如果含益生菌的食品中含有过多的糖分也会降低菌种的活性。

（5）如果没有消化不良、腹胀、腹泻或存在其他破坏肠内菌群平衡的因素，不提倡婴幼儿额外摄入过多的益生菌制剂。

4 过敏性鼻炎的药物治疗

"绿色超人"和它的小伙伴

"开瑞坦,过敏一粒就舒坦",这个药盒上印着绿色超人的药物就是治疗过敏性鼻炎的抗组胺药代表——氯雷他定。患者服用后能够迅速缓解鼻痒、流涕和连续喷嚏等急性过敏性症状。虽然抗组胺药物效果很好,但在使用这类药物时,我们必须对其疗效、副作用有所了解,才能发挥最佳效果,减少不必要的麻烦。

一、抗组胺药物分类

抗组胺药物是个巨大的家庭,仅用于抗过敏性鼻炎的品种就达二三十种,一般将它们分成一代、二代、新二代(三代)。一代和二代最主要的区别在于,一代对中枢神经系统作用强,从而产生镇静、嗜睡的副作用多,二代多数为缓释长效制剂,作用时间长而服药次数少,镇静、嗜睡不良反应小,已逐渐取代一代产品。新二代(三代)是在二代的基础上进行结构改造研发出来的,普遍认为这类药物增强了抗炎或抗过敏的作用。各类的代表药物与特点等见表4-1。

表4-1 抗组胺药物分类

分类	一代	二代	新二代或三代
代表药物	苯海拉明、氯苯那敏、赛庚啶、异丙嗪等	氯雷他定、西替利嗪、依巴斯汀、咪唑斯汀、特非那定、阿司咪唑	地氯雷他定、左西替利嗪、非索非那定
药动学	多次给药，用药剂量较大	多数为缓释长效制剂，服药次数少，用量相对较少	较二代抗过敏和抗炎作用增强。镇静、心脏毒性及药物间相互作用减少
中枢神经作用	中枢抑制作用强，易产生镇静、嗜睡作用。禁用于高空作业、精细工作者和驾驶员等	中枢抑制作用不明显	
特点	价格便宜。主要应用于荨麻疹、过敏性皮炎、过敏性鼻炎等	价格略高。部分药物有潜在心脏毒性	

二、二代超人有个"小弱点"

值得关注的是：部分第二代抗组胺药有一定的心脏毒性，主要表现为：QT间期延长、尖端扭转型心律失常、室性心动过速、心脏骤停等，严重者可引起心源性猝死，尤以特非那定、阿司咪唑报道最多。当与某些药物合用时有可能会升高抗组胺药的血药浓度而增加其潜在的副作用。故使用时注意：

（1）禁止与大环内酯类抗生素（如红霉素、阿奇霉素、罗红霉素、克拉霉素）、唑类抗真菌药（如酮康唑、伊曲康唑、氟康唑）一同使用。

（2）心脏疾病患者避免使用。

（3）电解质紊乱者（如低钾血症、低钙血症、低镁血症等）避免使用。

（4）避免同抗心律失常药物（如奎尼丁、劳卡尼）、钙拮抗剂（如普尼拉明）、镇静催眠药（如水合氯醛）等一起使用。

在特殊人群中的应用见下表4-2：

表4-2 抗组胺药在特殊人群中的应用

儿童	新生儿和早产儿：缺乏循证医学证据
	小于6个月婴儿：缺乏循证医学证据
	大于6个月婴儿：有研究显示西替利嗪及氯雷他定是安全的
	1岁以上儿童：盐酸西替利嗪滴剂、地氯雷他定干混悬剂
	2岁以上儿童：氯雷他定片、盐酸西替利嗪片、盐酸左西替利嗪片
孕妇	权衡风险后首选氯雷他定及西替利嗪
哺乳期妇女	酌情用氯雷他定、西替利嗪、左西替利嗪、氯苯那敏
老年人	首选二代抗组胺药
肝功能异常	首选阿伐斯汀、西替利嗪、左西替利嗪、非索非那定
肾功能异常	肾功能不全者应根据肾脏功能适当调整剂量

三、超人正确的"打开方式"

在治疗过敏性鼻炎的过程中，在有条件使用二代抗组胺药的情况下，出于安全和临床疗效考虑，不推荐使用一代；而在有条件使用新二代抗组胺药的情况下，更推荐使用新二代抗组胺药。

鼻用抗组胺药疗效与二代口服抗组胺药相当，鼻塞症状的缓解作用优于口服剂型，起效更快速（一般15~30分钟内），而且进入全身血液的量很少，药物副作用小，如鼻用氮卓斯汀和鼻用左卡巴斯汀。

在驾驶员和从事机械操作、精密仪器操作人员的应用中，由于抗组胺药的中枢镇静作用（氯雷他定＜阿伐斯汀＜西替利嗪），可能导致患者对周围环境刺激应对迟缓，从而不能准确完成驾驶等活动。因此，高空作业、驾驶员、精密仪器操作者工作前禁止使用该类药物，不得不使用时宜晚上口服。

孟鲁司特的"烦恼"

白三烯受体调节剂是用来治疗过敏性咳嗽、哮喘和过敏性鼻炎的常用药物。其属非激素类抗炎药物,主要应用于轻度哮喘及合并过敏性鼻炎患者的长期控制治疗,尤其适用于2岁以上儿童。临床常用的药物是孟鲁司特。

孟鲁司特作为过敏性鼻炎治疗用药的三大明星之一,其抗炎作用没有激素强,但它的优点是口服给药,使用方便,不含激素,副作用小。孟鲁司特的知名度实在是太低了,以致大家对它的规格、剂型、服用方法、保存方式都不是很了解。那让我们一起来好好认识一下它吧。

一、过敏性鼻炎为什么要吃孟鲁司特?

孟鲁司特能特异性抑制气道中的半胱氨酰白三烯受体,改善气道炎症,减轻哮喘和鼻塞症状。它是非激素类抗炎药,可用于成人(片剂)和6个月以上儿童(颗粒剂、咀嚼片)过敏性鼻炎的治疗及哮喘的预防和长期治疗。

二、孟鲁司特这么多剂型,选哪一种?应该怎么吃?

为了让不同的人群使用起来更方便,孟鲁司特制有片剂、颗粒剂、咀嚼片，如图4-1所示。

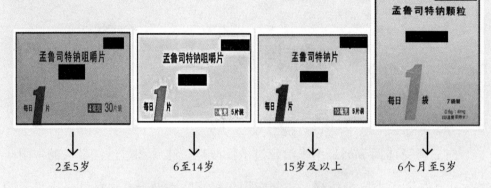

图4-1 孟鲁司特的剂型及适用年龄

三、孟鲁司特钠颗粒吃法"有讲究"

孟鲁司特颗粒看似很普通，可是服用方法"很有讲究"哦，如果不小心服用错了，则难以发挥应有的疗效。

许多患者服药时经常被告知，药物不能和牛奶、果汁、茶水等同服，以免产生相互作用而影响药物疗效，但孟鲁司特钠颗粒例外，如果用白开水冲服，反而会影响药物的效果。因为孟鲁司特钠分子结构不太稳定，所以对光线、温度、酸碱环境比较敏感。且孟鲁司特钠颗粒不含遮光剂，遇热、见光会转化成其他物质，降低疗效。所以应注意：

（1）在服用时才打开包装袋。

（2）在15分钟内服用完全部剂量。

（3）可以与一勺室温或冷的软性食物（如苹果酱）混合服用，或溶于母乳、婴儿配方奶等液体中服用。

（4）切记不可用白开水冲泡，但服完药后可以饮水。

（5）药物应在避光、阴凉处保存，这样才能最大限度地保证它的治疗效果。

四、孟鲁司特钠咀嚼片应该何时吃，怎么吃？

孟鲁司特钠咀嚼片只需每日一次嚼服，可以根据自身情况在需要时间服用，合并哮喘时推荐睡前服用。

五、咀嚼片跟颗粒哪个效果更好？

咀嚼片和颗粒剂，只是孟鲁司特的两种不同剂型，在疗效上并不存在差别，没有好坏之分。两者的区别在于，颗粒剂更适用于6个月到2岁之间还没有完全掌握咀嚼功能的婴幼儿。

六、过敏性鼻炎能长期吃孟鲁司特吗？

本品作为抑制运动诱发哮喘的首选药，对控制过敏性鼻炎症状效果确定，常规疗程是4周以上，并建议患者无论是在哮喘控制还是发作阶段都坚持服用。最常见的不良反应是腹痛、嗜睡、口渴、头痛、呕吐和精神运动亢进。研究表明本品不会影响儿童的生长速度，但用药过程中应严密观察，一旦发现有行为、情绪的改变，应及时咨询医生。

七、孟鲁司特钠片可以掰开吃吗？

大家在生活中经常碰到这样的情况，孩子才六七岁，应该吃5毫克的孟鲁司特钠咀嚼片，可家里只有10毫克的片剂，反正是同一种药，能不能掰成两半，一天半片给孩子吃呢？这样做当然是不可取的。孟鲁司特对光、湿、热均不稳定，制成包衣片可避免与空气、水等接触而增加稳定性，也为了减少胃肠道反应、矫味等，如果掰开就可能造成药物变性失效，增加不良反应的发生，而且也不能很好地定量，每次服用的量可能多了或少了，这可不是对孩子健康负责的做法。

八、怀孕和哺乳期期间可以用孟鲁司特吗？

现在尚无妊娠妇女研究资料，建议孕妇避免服用本品。另外也不明确本品是否能通过乳汁分泌，因此也不推荐哺乳期妇女使用。

九、老人或者肝肾功能不全的病人，需要减量服用孟鲁司特吗？

老人、肾功能不全、轻至中度肝损害的患者，无须调整剂量，按每天一片的常规剂量服用即可。

鼻用糖皮质激素，您用对了吗

糖皮质激素，也就是大家通常所说的"激素"，平时我们总是"谈激色变"，认为只要使用激素就会有许多的不良反应，比如肥胖、影响生长发育等。但实际上，用现在流行用语来说，抛开剂量谈毒性都是"耍流氓"。这里存在一个认识误区，平时大家所指的激素是指通过口服或静脉使用的起全身作用的激素，确实存在一定的副作用，而鼻喷激素为局部用药，其用量相对全身用药来说是非常少的，且生物利用度低，全身作用小。作为治疗过敏性鼻炎的一线药物，鼻喷激素尤其对长期暴露于过敏原而引发的迟发相变态反应和慢性炎症有效。其优点是可以发挥强大的抗炎、抗水肿作用，有效改善通气，减缓鼻部症状，如鼻痒、打喷嚏、流鼻涕和鼻塞等，可促使病变的鼻黏膜恢复正常。只要按照正确用法，依照规范疗程使用，与口服药物相比，其安全性非常高。不过"是药三分毒"，鼻喷激素在使用过程中也会出现像鼻腔干燥、鼻出血等不良反应，可通过鼻腔冲洗或应用薄荷脑滴鼻液缓解。作为治疗过敏性鼻炎的一线用药，如何用对鼻喷激素，你还需要知道以下几点。

一、常用的鼻喷激素有哪些？

临床上常用的鼻喷激素分为一代（包括布地奈德、曲安奈德、丙酸倍氯米松等）和二代（包括糠酸莫米松、丙酸氟替卡松、倍他米松、环索奈德等），相比较而言，二代具有高亲脂性、与受体结合力强、生物利用度低、抗炎活性更强等特点。高亲脂性可使药物更易被鼻黏膜吸收，可更久地滞留在靶部位。

布地奈德鼻喷雾剂：用于治疗季节性和常年过敏性、非过敏性鼻炎。

丙酸氟替卡松鼻喷雾剂：用于预防和治疗季节性过敏性鼻炎（包括枯草热）和常年性过敏性鼻炎。适用于成人和12岁以上儿童。优点是生物利用度低，长期应用较为安全，价格相对适中。

糠酸莫米松鼻喷雾剂：用于预防和治疗成人、青少年和3至11岁儿童季节性或常年性鼻炎。主张在花粉季节开始前2~4周用本品作预防性治疗。优点：长效，生物利用度更低，可以应用于3岁以上的儿童（国外为2岁以上），同时鼻腔干燥的副作用相对是最轻的。

二、鼻喷激素与鼻喷抗组胺药治疗过敏性鼻炎有哪些不同？

通过长期对比研究发现，鼻喷激素在缓解鼻塞、流涕和鼻痒等方面均优于抗组胺药，而在缓解眼部症状方面，鼻喷激素和抗组胺药的疗效无显著性差异。鼻用激素通常起效慢，需12~24小时，最大疗效在数日甚至数周后才能达到；鼻喷抗组胺药则起效迅速，一般15~30分钟就会见效。

三、长期使用鼻喷激素安全吗？

从目前的研究及指南来看，使用鼻喷激素6个月是非常安全的，鼻喷激素生物利用度极低，所以引起全身副作用的可能性微乎其微，其常见的副作用主要为鼻腔干燥，若需使用超过3个月的患者，推荐使用丙酸氟替卡松或糠酸莫米松喷鼻剂。

四、鼻喷激素能用于儿童吗？

鼻喷激素每次用量相当于口服或注射用量的1%，而且真正能进入全身被利用的药物要小于所用药量的0.1%，相对口服用药而言安全性较高，家长切勿"谈激色变"。我们常用的三种鼻喷激素——糠酸莫米松、布地奈德、丙酸氟替卡松鼻喷雾剂说明书的最小使用年龄分别是：3岁、6岁、12岁，但这并不意味着完全不能用于3岁以下，在有经验的医师指导下谨慎（短期、小剂量）个体化应用是可以的。

五、如何正确使用鼻喷激素？

这里要提到药学服务门诊的一位小病人的故事。某日临中午下班前，来了位风风火火的妈妈，一手抱着个白胖的娃娃，一手推门进来就问："为什么我们家孩子老是鼻子喷了药还要出血？多也不多，但是几乎次次都有点血丝或者流点鼻血？"当天的开诊药师第一反应就是用法不对，但是本着全面服务患者的目的，仔细地询问了病史、用药方法并让她现场演示了一下，果然"问题"不少。

首先，由于宝宝较小不太会擤鼻涕，妈妈担心影响药效，就每次用棉签掏干净。其次，喷嘴进入鼻腔略深，搞得宝宝每次都反抗，恶性循环后每次用药手法都比较粗暴。最后，最重要的一点，喷头朝内加上过度深入、手法粗暴，不断杵到鼻中隔，导致反复出血。

经过药师的解释后，我们提供了对宝宝适用的个体化的解决办法。没有鼻涕可直接用药，有鼻涕但宝宝不会自己擤，可先使用海盐水鼻腔喷雾排出鼻涕后再用药，让宝宝闭眼减少害怕情绪，同时避免药滴外溢作用于眼睛。喷头朝外朝向同侧眼尾且不需要深入鼻腔，在鼻孔处迅速用药，既不会使宝宝不适引起挣扎，又方法简便、操作迅速。鼻喷激素正确的使用方法如图4-2所示：

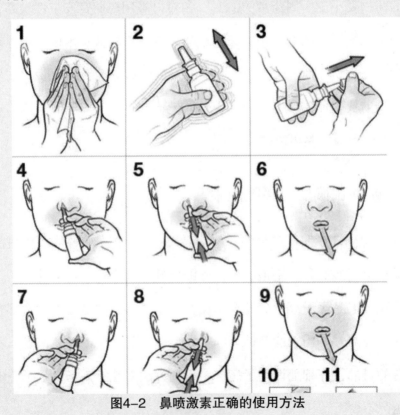

图4-2 鼻喷激素正确的使用方法

（1）使用喷鼻剂前应先清洁鼻腔，擤出鼻涕，使药物能充分作用于鼻黏膜。头部保持直立，避免后仰或仰卧。

（2）拔去喷帽，用右手拇指托在瓶底，食指与中指夹住喷头。首次使用时，应在充分摇匀后喷压2至5次排出喷头内空气，直至喷出的液体呈均匀雾状。

（3）右手持瓶，将喷鼻剂的喷头放进左侧前鼻孔0.5~1厘米处，切勿将喷嘴完全伸入鼻腔，喷头方向朝向左眼外眼角（即鼻腔外侧壁）喷药，切勿朝内侧鼻中隔方向喷，以免引起鼻出血、鼻干燥。

（4）再将喷鼻剂换至左手，重复以上步骤。

喷完后喷头用湿纸巾擦拭干净，以免喷头被污染而发生堵塞，若发生堵塞切不可用针头戳捅喷头，可拧开白色喷头用温水清洗，晾干后再次使用。成人和12岁以上儿童：每个鼻孔各2喷，每日1次（每日200微克），以早晨用药为好。某些患者需每个鼻孔各2喷，早晚各1次直至症状改善。当症状得到控制时，维持剂量为每个鼻孔1喷，每日1次。每日最大剂量为每个鼻孔不超过4喷。若需要同时使用两种喷鼻剂，请先使用海盐水喷雾或者鼻用抗组胺药，30分钟以后再使用鼻喷激素。

鼻用减充血剂，少用为妙

有一类滴鼻剂非常"神奇"，喷或者滴入鼻腔后可以在短短数分钟内让鼻子"瞬间"通气！多数不明所以的朋友就会认为这可真是立竿见影的"好药"，而事实却是，长期反复使用或使用不当（如浓度过高、疗程过长或用药过频），则容易导致药物性鼻炎，出现使用次数越来越多，鼻塞反而越来越严重的现象，最终形成增量减效的恶性循环。这类药物就是鼻用减充血剂，一类是儿茶酚胺类，如麻黄碱、伪麻黄碱等；另一类是异吡唑类衍生物，如羟甲唑啉、四氢唑啉等。

一、鼻用减充血剂的"好"——适应证

（1）严重鼻塞。可单独使用，也可与鼻用激素或鼻用抗组胺药联合使用发挥协同效应。连续用药不超过2周。对于急/慢性鼻炎（包括变应性鼻炎和非变应性鼻炎）、急/慢性鼻窦炎等鼻部疾病，适当地使用鼻用减充血剂可以快速缓解鼻塞症状，并有助于增强鼻喷激素或鼻用抗组胺药物的疗效。其是过敏性鼻炎的二线用药。

（2）鼻内镜检查和手术前。鼻用减充血剂可收缩鼻腔，使检查及手术

更易进行。

（3）鼻部炎性疾病引起的咽鼓管阻塞和分泌性中耳炎。连续用药不超过2周，间断几天后可再用。

（4）各种原因引起的鼻出血，起到止血作用。直接喷鼻，或者浸润棉片或纱条后行局部压迫止血，以及用于鼻部手术中黏膜及创面收缩止血。

二、鼻用减充血剂的"坏"——不良反应

减充血剂的副作用包括紧张、焦虑、心悸、失眠、头痛或胃肠不适，并且长期使用可能导致慢性鼻塞。鼻用减充血剂虽为局部用药，也应谨慎用于有心血管疾病、前列腺肥大、青光眼、甲亢和正在接受单胺氧化酶抑制剂（苯乙肼、反苯环丙胺等）或三环类抗抑郁药治疗的患者。妊娠期妇女及3周岁以下儿童一般不推荐使用。鼻用减充血剂过量或大量进入胃内，还可干扰中枢神经系统，出现失眠、幻觉、焦虑发作，严重时出现中枢抑制。推荐鼻喷减充血剂使用后流到口咽部时尽量吐出，不要咽下。

当然，不能因为这类药物的副作用就全盘否定它的作用，只不过应用时间应严格控制在7天以内，儿童控制在5天之内。超过7天的治疗，还是交给起效相对较慢但更为安全的鼻喷激素比较好。

三、正确使用羟甲唑啉

与麻黄素类药物相比，羟甲唑啉的使用相对安全。该药物的减充血效果显著、起效时间快、维持时间长，且不破坏鼻部纤毛功能，是较为理想的鼻

用减充血剂。但是，正因为这一类减充血剂维持时间长，所以建议连续使用时长不超过7天，若需继续使用，则须间断3~5天。

四、鼻用减充血剂是辅助小帮手

过敏性鼻炎主要的病理改变是IgE引起的气道炎症，局部使用糖皮质激素抗炎治疗才是缓解鼻塞的根本方法，而减充血剂只能缓解过敏性鼻炎的症状，对炎症无抑制作用，也不能减轻鼻痒、打喷嚏和流涕等症状，而且长期使用（＞10天）容易出现耐药、药物性鼻炎和反跳性鼻塞，因此，鼻用减充血剂仅可作为缓解鼻阻塞的辅助性、短期用药，使用需谨遵医嘱。

过敏性鼻炎的常见用药误区

一、感冒？过敏性鼻炎？傻傻分不清楚

过敏性鼻炎的典型症状就是连续打喷嚏、流鼻涕。很多人一见到这种症状，就误以为是"伤风"，干脆自行服用感冒药，结果导致病程进展，延误治疗。感冒和过敏性鼻炎虽然都有打喷嚏、流鼻涕症状，但过敏性鼻炎一直流的是清水样鼻涕，打喷嚏也是阵发性的。而感冒急性发病，一般持续7~10

天，开始为清水样涕，后期可能为黄色黏稠脓涕，且常伴有发热、头痛等全身症状。过敏原检查为阴性。当然是不是过敏性鼻炎还需到正规医院的耳鼻咽喉科检查确诊。

二、过敏性鼻炎挺挺就好，不用吃药？

很多人认为，过敏性鼻炎只是发病时有点痛苦，而且又无法根治，所以治不治疗都一样，没必要花"冤枉"钱治疗。错！

过敏性鼻炎治与不治大不一样。如果经常反复发作，首先会引起如鼻窦炎、鼻息肉、分泌性中耳炎、咽炎、睡眠暂停综合征等耳鼻喉科其他疾病，严重者还会引发过敏性哮喘、高血压、冠心病，甚至中老年痴呆症等。所以得了过敏性鼻炎必须及时正规治疗。

三、胡乱服用抗菌药物

"阿嚏！阿嚏！"一听到孩子连续打喷嚏，家长们就会担心是孩子又感冒了，赶紧抗菌药物吃起来，殊不知，有些"感冒"可能是过敏性鼻炎。并且绝大部分感冒都是病毒性的，根本无须使用抗菌药物！抗菌药物仅仅对于细菌感染引起的急慢性鼻炎、副鼻窦炎有效，对治疗过敏性鼻炎毫无作用，并且滥用抗菌药物还可引起菌群失调、细菌耐药甚至肝肾损害。

四、症状缓解就停药

药物治疗在过敏性鼻炎治疗中占有重要地位，规范的药物治疗很重要。

许多患者只在犯病时用药，症状稍一缓解就停药，导致病情时好时坏，甚至愈来愈严重。常年性过敏性鼻炎患者每次发作时要持续治疗1~2个月，有些患者还需配合益生菌治疗半年；而季节性过敏性鼻炎患者应该提前2~3周使用抗过敏药或鼻喷激素，季节过后，不能立即停服，而是继续用药4周左右。

特别需要提醒的是，鼻喷激素可不宜随便停药。很多人谈"激"色变，往往症状刚缓解，就以为病好了而自行停药，殊不知擅自停药不但会前功尽弃，让症状反复发作，还得从头开始治疗。其实，对鼻喷激素大可不必如此"戒备"，它局部作用于鼻黏膜，很少进入全身血液，发生不良反应的情况自然也就比较少了。

五、治过敏性鼻炎跟着广告走

由于各种各样的致敏原在空气中飘散，无法彻底清除，加之患者为过敏体质，所以过敏性鼻炎迄今为止只可控制，不能根治。一些治鼻炎的广告宣称"包治包好"是不科学、对患者不负责任的。况且每个人的具体情况也不尽相同，一成不变的用药方法也是不合理的。患者应该去专科医院找有经验的专科医生诊疗，经过临床检查、过敏原测试检测后明确诊断，在规范化阶梯治疗方案的基础上进行个体化治疗。

5 过敏性鼻炎的中医诊疗

中医学对过敏性鼻炎的认识

过敏性鼻炎并非现代医学才有认识，祖国传统医学对过敏性鼻炎、变应性鼻炎的记载最早见于《素问·脉解篇》中"……头痛鼻鼽腹肿者，阳明并于上，上者则其孙络太阴也，故头痛鼻鼽腹肿也"。故中医对过敏性鼻炎的诊断名称为鼻鼽（音同"球"）。后世医家对本病的论述也较多，如金代《刘河间医学六书》中说："鼽者，鼻出清涕也。"对鼻鼽的病因，明代《证治要诀》说："清涕者，脑冷肺寒所致。"因此，中医对变应性鼻炎的认识源远流长。

中医认为该病的发生是由体内五脏六腑功能失调引起的。正常情况下，五脏六腑各司其职，通过紧密的配合来保证身体的正常运转，就像一台精密的仪器。那么当出现了脏腑功能失调，这个错误就会通过某些脏腑表达出来，过敏性鼻炎的表达脏腑就是肺。大家都知道，肺是我们呼吸的重要器官，而鼻子是呼吸的重要通道。所以中医认为肺与鼻的关系非常密切，所以在肺的功能出现问题以后，就容易感受外邪，出现鼻部的症状。从中医理论来讲，本病主要由于肺气虚，卫表不固，腠理疏松，风寒乘虚而入，犯及鼻窍，邪正相搏，肺气不得通调，津液停聚，鼻窍壅塞，遂致打喷嚏、流清涕。

那么，变应性鼻炎又为什么跟"脾"有关呢？中医脏腑理论中的"脾"并非西医解剖学中的"脾脏"，中医所说的脾的功能和西医认知中脾的功能是完全不一样的。中医中脾脏主要有如下功能：

一则，脾为谏议之官。"谏议之官"，类似于检察院，它负责发现五脏六腑等"行政机构"的问题，并传达给中枢系统。我们常说"没有有效监督就容易出事儿"，类比到人体，也是一样。

二则，脾为仓廪之官。脾属土，是呵护生命的母亲大地。地不好，还能种出好庄稼来吗？五脏六腑都会受它的牵连。从大数据来看，绝大多数人都没有先天问题，身体出问题，都是出在后天上。尤其现代人生活节奏快，饮食不规律，过度饮用冷饮等，容易导致脾阳虚损，肺气的盛衰，取决于脾胃的强弱，脾虚则肺气虚，就易患感冒和其他呼吸系统疾病。

肺主呼吸，肾主纳气，肺的呼吸功能需要肾的纳气作用来协调。肾气充盛，吸入的气方能经肺之肃降而下纳于肾，所以有肺为气之主，肾为气之根之说。若肾的精气不足，摄纳无权，气浮于上，或肺气久虚久病及肾均可导致肾不纳气，气不归元，阳气易于耗散，风邪得以内侵致病。

故本病的表现在肺，但其病理变化与脾肾有一定关系。对于该病病因病机的认识，主要是以本虚标实论说，认为内因多由脏腑功能失调所致，其中又以肺、脾、肾三脏虚损为主；外因多因感受风寒，异气之邪侵袭而致。

亦有观点认为火热是导致该病的病因。江苏已故名老中医干祖望教授认为，过敏性鼻炎的病因不可仅仅拘泥于肺脾肾虚与风寒侵袭，并通过多年的临床实践，认为过敏性鼻炎除了虚、寒病因之外，肺经伏热也是导致过敏性鼻炎的一个常见原因。因肺经伏热，邪热循经，上凌鼻窍，可致鼻痒、喷嚏连连；肃降失职，不能通调水道，水液泛滥则致鼻流清涕不止。

近年来西医大力倡导"精准医疗""个性化治疗"。其实，我们的老祖宗很早就以"整体观念"及"辨证论治"为核心开始进行"个性化治疗"了。

过敏性鼻炎的中医诊断分型

一、肺气虚寒

鼻为肺之窍，肺主宣发，外合皮毛。若肺气不足，卫表不固，腠理疏松，则风寒之邪就容易乘虚而入。肺感寒邪，肺气失宣，则鼻窍不利，因而导致过敏性鼻炎发作。

二、肺脾气虚

肺主气，而脾为气血生化之源，机体气的生成，主要依赖于肺的呼吸功能和脾的运化功能。如若脾气虚损时，常可导致肺气不足。肺气亏损，日久也可影响脾之运化功能。肺脾气虚，则津液停滞，并可聚而生痰，日久凝滞鼻窍而为病。

三、肾气虚

肾主水，主纳气，为气之根。肺为"水之上源"，肺的宣发肃降和通调水道，有赖于肾的蒸腾气化。肾中精气充盛，肺得温养。若肾气不足，气不归元，摄纳无权，肺失温养，阳气易于耗散，上越鼻窍而为病。

四、肺经伏热

邪热循经，上凌鼻窍，可致鼻痒、喷嚏连连；肃降失职，不能通调水道，水液泛滥则致鼻流清涕不止。

除此之外，有些过敏性鼻炎患者有多种病因，既有本虚，又有虚火或外感风热，或日久兼有气血郁滞等。

过敏性鼻炎的中医内治法

一、中医辨证

本病主证症状发作突然，先有鼻腔发痒、酸胀不适，继则喷嚏频作，鼻塞不通，流清稀涕，量多，嗅觉暂时减退。检查见鼻内肌膜肿胀湿润，其色淡白或灰白，鼻涕清稀。此外，全身还可出现头痛、耳鸣、听力障碍等症状。诸症来去迅速，症状消失后，则如常态。

（1）证属肺气虚，全身辨证可见倦怠懒言，气短，音低，或有自汗，面色㿠白，舌淡、苔薄白，脉虚弱。

（2）若兼脾虚，则纳呆，腹胀，肢困，便溏，舌质淡、有齿印，苔白，脉濡弱。

（3）若兼肾虚，则腰膝酸软，遗精早泄，形寒怕冷，夜尿多，舌质淡嫩，苔白润，脉沉细。

二、中医施治

（1）肺气虚寒为主者，宜温补肺脏，祛散风寒，可选用温肺止流丹加减。方中以人参、甘草、诃子补肺敛气，细辛、荆芥疏风散寒，桔梗、鱼脑石散结除涕。《辨证录》卷三说："兹但流清涕而不腥臭，正虚寒之病也。热证宜用清凉之药，寒证宜用温和之剂，倘概用散而不补，则损伤肺气，而肺金益寒，愈流清涕矣。方用温肺止流丹……"或用玉屏风散合苍耳子散，方中以玉屏风散益气固表，苍耳子散辛散风邪以通清窍。

（2）脾气虚弱为主者，宜健脾益气，升清化湿。可选用补中益气汤加减。方中以黄芪、白术、党参、甘草健脾益气，合陈皮行气化湿，升麻、柴胡升举清阳以降浊邪，当归温养气血。病发时，加泽泻、辛夷花、白芷、细辛，以助散寒、除湿、通窍之力。亦可选用参苓白术散加减。

（3）肾阳虚弱为主者，宜温壮肾阳，固肾纳气，选用金匮肾气丸加减。方中以附子、肉桂温肾壮阳，六味地黄丸补阴助阳，以资化源。病发时，加细辛、吴茱萸以助散寒通窍之力。并可配入补肾纳气药物，如胡桃肉、肉苁蓉、覆盆子、金樱子、蛤蚧等。

（4）根据中医理论及对本病病因病机的认识，本病证型尚存在肺经伏热型。临床表现为鼻痒、喷嚏、流清涕、鼻塞，常在闷热天气发作，或热气诱发，可伴咳嗽、咽痒、口干烦热；舌质红，苔白或薄黄，脉数。检查见鼻黏膜色红或暗红，鼻甲肿胀。本证型的治疗是在玉屏风散和苍耳子散的基础上加用清热药物，如辛夷清肺饮。

三、治疗过敏性鼻炎的常用中成药有哪些？

过敏性鼻炎以鼻痒、喷嚏、流清涕、鼻塞为主要症状，因此，中成药治疗以祛风宣肺、通利鼻窍、缓解症状为主。常用口服中成药如下。

1.辛芩颗粒

成分：细辛、黄芩、苍耳子、白芷、荆芥、防风、石菖蒲、白术、桂枝、黄芪。

功效：益气固表，祛风通窍。

主治：用于肺气不足、风邪外袭所致的鼻痒、喷嚏、流清涕、感冒；过敏性鼻炎见上述证候者。

2.鼻炎康片

成分：广藿香、苍耳子、鹅不食草、野菊花、黄芩、麻黄、当归、猪胆汁、薄荷油、马来酸氯苯那敏。

功效：清热解毒，宣肺通窍，消肿止痛。

主治：用于肺经郁热型急、慢性鼻炎及过敏性鼻炎。

3.通窍鼻炎胶囊

成分：（炒）苍耳子、防风、黄芪、白芷、辛夷、（炒）白术、薄荷。

功效：散风消炎，宣通鼻窍。

主治：用于鼻塞，流涕，前额头痛；鼻炎、鼻窦炎及过敏性鼻炎。

4.鼻炎片：

成分：苍耳子、辛夷、防风、连翘、野菊花、五味子、桔梗、白芷、知母、荆芥、甘草、黄柏、麻黄、细辛。辅料为硬脂酸镁、糊精、乙醇、薄膜包衣料。

功效：祛风宣肺，清热解毒。

主治：用于风邪蕴肺所致的急、慢性鼻炎，过敏性鼻炎。

5.千柏鼻炎片

成分：千里光、卷柏、决明子、麻黄、羌活、白芷、川芎。

功效：清热解毒，活血祛风，宣肺通窍。

主治：风热犯肺，内郁化火，凝滞气血所致的鼻塞，时轻时重，鼻痒气热，流涕黄稠，或持续鼻塞、嗅觉迟钝；急慢性鼻炎、急慢性鼻窦炎见上述证候者。

四、中成药治疗过敏性鼻炎的注意事项有哪些？

治疗过敏性鼻炎的中成药不宜长期服用，服药3天症状无缓解者，应去医院就诊。必须注意的是：服药期间忌烟酒、辛辣及鱼腥食物，不宜同时服用滋补类药物。高血压病、糖尿病、心脏病、肝肾功能不全患者或儿童、孕妇、哺乳期妇女、年老体弱等特殊人群均应在医师指导下服药。

过敏性鼻炎的中医外治法

祖国医学对本病的外治疗法有着丰富的经验，并在临床实践中取得良好的效果。总结概括可分为吹药法、针灸疗法（包括针刺、艾灸、耳针、穴位贴敷）、按摩这三大类。吹药法因药物制备烦琐，且个人用药时不易掌握，故不作多述。本着实用的原则，推荐几种行之有效且简便的外治法。

一、艾灸疗法

（一）什么是艾灸？

艾灸是一种使用燃烧后的艾条悬灸人体穴位的中医疗法（包括悬灸、直接接触）。在我们用艾灸治疗鼻炎时要注意温度，因为传统艾灸的热度很高，稍有不慎就会烫到脸上皮肤，所以一般建议用温灸。艾贴是新型的温灸方式，底座离皮肤有一定距离，这样可以及时感受到温度又不至于烫伤，效果也最好。

艾灸疗法的适应范围十分广泛，在中国古代是治疗疾病的重要手段。用中医的话说，它有温阳补气、温经通络、消瘀散结、补中益气的作用。

艾灸安全可靠，只要认真按照治疗原则、操作规程，对人体一般不会产生不良反应，价格合理、经济实用。

艾灸在穴位上施灸，通过温热刺激，让经络畅通，相互激发、相互协同、作用叠加，使气血运行，从而达到祛风寒、化瘀滞、消炎止痛、治病保健的功效。艾灸治疗广泛运用于内科、外科、妇科、儿科、五官科等。

（二）艾灸的禁忌证有哪些？

（1）凡暴露在外的部位，如颜面，不要直接灸，以防形成瘢痕，影响美观。

（2）皮薄、肌少、筋肉结聚处，妊娠期妇女的腰骶部、下腹部，男女的乳头、阴部、睾丸等部位不要施灸。大血管处、心脏部位不要灸，眼球属颜面部，也不要灸。

（3）极度疲劳、过饥、过饱、酒醉、大汗淋漓、情绪不稳或妇女经期忌灸。

（4）某些传染病、高热、昏迷、抽风期间，或身体极度衰竭，形瘦骨立等忌灸。无自理能力的人如精神病患者等忌灸。

（三）如何应用艾灸治疗过敏性鼻炎？

在过敏性鼻炎治疗中，运用艾灸疗法，每次取以下所述穴位中3~4穴施灸，可改善鼻腔状态，扶助人体正气，通过补益肺、脾、肾气，使人体对致敏原不敏感。

1.迎香穴

【取穴方法】在鼻翼两侧的凹陷处，鼻翼底部正侧方，法令纹附近的穴位，左右各一。

【施灸方法】温和灸。被施灸者取坐位，施灸者手执点燃的艾条，对准穴位，距皮肤1.5~3厘米，以施灸处温热、舒适为度。

【施灸时间】每日灸1次，每次灸10~20分钟。

【功效】清利鼻窍，通络止痛。

2.印堂穴

【取穴方法】位于前额部，两眉头间连线与前正中线之交点处，即左右眉头的中间。

【施灸方法】温和灸。被施灸者取坐位，施灸者手执点燃的艾条，对准穴位，距皮肤1.5~3厘米，以施灸处温热、舒适为度。

【施灸时间】每日灸1次，每次灸5~15分钟，一般10天为一个疗程。

【功效】清利头目，通鼻开窍。

3.风池穴

【取穴方法】位于颈部后方，在耳后部位会碰到骨头凸出的部位，越过此凸出的部位，大约在靠近发际凹陷处的下方，左右各一。

【施灸方法】温和灸。被施灸者取坐位，施灸者手执点燃的艾条，对准穴位，距皮肤1.5~3厘米，以施灸处温热、舒适为度。

【施灸时间】每日灸1次，每次灸3~15分钟，灸至皮肤产生红晕为止。

【功效】通经活络止痛。

4.足三里穴

【取穴方法】位于膝盖下方凹陷约2横指宽的地方，左右各一。

【施灸方法】温和灸。取坐位，手执点燃的艾条，对准穴位，距皮肤1.5~3厘米，以施灸处温热、舒适为度。

【施灸时间】每日灸1次，每次灸20分钟，灸至皮肤产生红晕为止。最好在每晚睡前灸。

【功效】能使气血源源不断生长。

5.禾髎穴

【取穴方法】位于鼻孔下方与上唇之间，左右两侧各一。

【施灸方法】温和灸。被施灸者取坐位，施灸者手执点燃的艾条，对准穴位，距皮肤1.5~3厘米，以施灸处温热、舒适为度。

【施灸时间】每日灸1次，每次灸20分钟，灸至皮肤产生红晕为止。

【功效】开关通窍。

6.肺俞穴

【取穴方法】位于背部第3胸椎的左右两侧，距离脊椎约比大拇指稍宽的地方。

【施灸方法】温和灸。被施灸者取俯卧位，施灸者站于一旁。手执点燃艾条的一端对准施灸部位，距离皮肤3厘米，平行往复左右方向或反复旋转施灸。

【施灸时间】每日灸1次，每次灸10~15分钟，灸至皮肤产生红晕为止。最好在每晚睡前灸。

【功效】能理气宁心，散发肺脏之热，清肺止咳。

二、耳针疗法

（一）什么是耳针疗法？

经常看到人群中有人耳朵上贴着几块小胶布，双耳对称，难道是耳朵受伤了？不是，实际上他们是在使用耳针治病呢！

耳针法，属于针灸治疗的浅刺法，通过刺激特定穴位，以达到治疗目的的一种传统医学方法。耳郭虽小，却是全身经络汇聚之处。要知道，我们小小的耳朵上分布着几百个穴位，几乎可以对应人体所有的内脏及器官。耳针疗法就是通过刺激耳朵上的穴位来治疗相应器官的疾病。耳针疗法具有调节神经平衡、镇静止痛、脱敏止痒、疏通经络、调和气血、补肾健脾等诸多功能，所以可以治疗或缓解很多疾病，特别是治疗过敏性鼻炎、哮喘能够收到立竿见影的疗效。该疗法由于施治方便，简单有效，无创无痛，深受百姓喜欢。

（二）耳针治疗过敏性鼻炎如何选穴和按压？

用75%酒精消毒双耳内鼻、外鼻、肺、肾上腺穴，每穴位贴上耳针并按压，力度要适中，每次按压30余下，使耳部产生胀、重、痛、麻、热的感觉，每天按压3次以上。5天换药一次（夏天1~2天更换），休息2~3天再行第二次压药，4~6次为一疗程。另外，鼻塞严重患者，可选用印堂、上迎香、迎香穴埋针治疗，可起到立竿见影的效果，对于一些不能耐受药物治疗的患者，如孕妇等，实用性极强。

中医专家提醒：

（1）有严重心脏病的中老年人不宜使用本方法，更不宜采用强刺激。

（2）一般患者中度刺激，孕妇用轻刺激，习惯性流产者慎用。

（3）按压不能过度用力，以不损伤皮肤为宜。

（4）耳郭局部皮肤破损或炎症，请勿使用。比如耳郭冻疮、烫伤、湿疹、溃疡患者。

（5）如果贴压后皮肤有痒或疼痛感时，请立即取下，小心过敏、感染。

三、冬病夏治

（一）什么是冬病夏治？

"冬病夏治"就是在炎热的夏季，通过一系列疗法如穴位注射、穴位贴敷等，刺激穴位，促进药物的渗透吸收，起到减少或缓解"冬病"的疗效。过敏性鼻炎就是一个容易在寒冷冬天发作或病情加重的疾病，"中药贴敷"就是夏天治疗过敏性鼻炎最常用的方法。所谓的中药贴敷，就是以辛温的外用药材，如白芥子、元胡、细辛、甘遂、麝香等，研成细末，按一定比例，用姜汁拌匀调和成膏，敷贴于特定的身体穴位上。目前尚有安全性更高的磁疗、远红外贴，较传统中药贴对皮肤刺激性更低，过敏反应发生率极低。穴位贴敷法简便、安全无痛、疗效确切、费用低廉，易被患者接受。

（二）什么是三伏？什么是三伏贴敷？

三伏，是初伏、中伏和末伏的统称，"伏"表示阴气受阳气所迫藏伏地下。每年三伏天出现在公历7月中旬到8月中旬，其气候特点是气温高、气压低、湿度大、风速小。所谓"热在三伏"，三伏有初伏、中伏和末伏之分，它的日期是由节气日期和干支纪日日期相配合来决定的。

我国传统的推算方法规定，夏至后的第三个庚日为初伏之始，第四个庚日为中伏之始，立秋后第一个庚日为末伏之始。因为每个庚日之间相隔10天，所以初伏、末伏规定的时间是10天。中伏的天数则有长有短，可能是10天，也可能是20天，这取决于每年夏至节气后第三个庚日（初伏）出现日期的迟早。

三伏均为一年内最炎热的日子，人体阳气最为旺盛，经脉气血运行充盈，毛孔张开，有利于药物吸收，从而达到治疗目的。

"三伏贴敷"顾名思义就是在三伏天进行穴位贴敷治疗。

（三）贴敷治疗过敏性鼻炎的选穴原则是什么？

过敏性鼻炎三伏贴敷的穴位选择一般根据健脾、益肺、补肾的原则选取。

（四）一般贴敷多长时间？

为确保疗效，一般药饼贴敷4~6小时。磁疗贴、远红外贴可以贴敷时间更长。

（五）贴敷过程中的注意事项有哪些？

如果三伏贴时间过久或者患者不适应三伏贴治疗，皮肤会产生刺激作用，易起水泡及瘙痒不适，严重者可能留下痕迹，所以若感觉皮肤有红肿、瘙痒等情况，应立刻撕下贴敷药膏。如贴敷过程中没有发生不适情况，可适当延长贴敷时间，但睡前一定要取下贴敷药膏。

敷药当天不可洗冷水澡与游泳，最好不要待在低温的空调房里，也要避免出汗太多，致贴敷胶布脱落。

（六）哪些人不适合三伏贴敷？

三伏贴虽可防治冬季易发疾病，但不是所有的人都适用，孕妇及感冒、发烧、咽痛、皮肤易过敏、鼻出血等患者，皆不适合做三伏贴疗法。

四、穴位按摩

穴位按摩疗法通过按摩穴位以刺激穴位达到祛邪扶正的目的。比如说鼻塞比较严重，可以通过按摩迎香穴（鼻唇沟中端鼻翼外侧0.5~1厘米处）来清热、通鼻窍，舒缓鼻塞不适。很多人都有这样的经验，按摩迎香穴是治疗鼻塞、不闻香臭效果最好的一个穴位。除了迎香穴还可以选择其他穴位，如风池穴（双手掌心贴住耳朵，双手十指自然张开抱头，拇指往上推，在脖子与发际的交接线各有一凹处，即风池穴）、列缺穴（两手虎口张开，垂直交叉，示指压在所取穴位侧的桡骨茎突上，当示指尖端到达之处，于赤白肉际，有一凹陷，即列缺穴）、印堂穴（两眉连线的中点处即印堂穴）。印堂穴是在中脉上，它有通鼻窍及清热的作用，风池穴有疏风解热、清头开窍的作用，这些都是治疗过敏性鼻炎的常用穴位。足部按摩也有一定的治疗作用，取鼻反射区、肺脏反射区、额窦反射区进行治疗效果较好，同时要多吃瓜果蔬菜补充维生素，积极锻炼身体，增强机体抵抗力。

这里还推荐一种防治鼻炎的简易面部按摩方法：轻轻握拳，拇指、示指两两对扣，拇指屈曲在下；将两只手拇指指间关节分别按鼻旁迎香穴10次。逆时针、顺时针方向各揉10次，重复3次；再将两只手拇指指间关节分别推至鼻通穴（在鼻孔两侧，鼻翼沟上方），用上法按揉；最后将两只手拇指指间关节分别推至印堂穴，并拢两拇指，从上星（上星位于人体的头部，当前发际正中直上1寸）—印堂—鼻通—迎香上下往返，轻推至有热感即可。每日坚持做4~5次，尤其在晨起或遇到过敏原时，不妨多做，能起到良好的防治效果。如果在上述穴位配合艾条温灸，效果更好。

过敏性鼻炎的中医养生保健

一、锻炼身体

锻炼身体增强体质，防止受凉。

二、饮食禁忌

（一）忌食寒凉生冷食品

传统医学认为，此病主要是由肺、脾、肾脏"三虚"所致，患者尤以气虚为主；加上外感风寒侵袭鼻窍而发病。若大量摄入寒凉与生食，如生冷瓜果、凉水、凉菜等，极容易损伤肺脾阳气，加重患者的虚寒症状。一般而言，呼吸系统疾病最忌寒凉与燥热食物，当有肺气虚、脾气虚、肾阳虚时，更应该特别注意在摄食中忌食寒凉生冷类食物。

（二）尽量避免和禁止食用过敏性食品

患者自己也要了解可能诱发过敏性鼻炎的某一种或一类食品，当已经发现或证实这一种或一类食物可能会激发过敏性鼻炎时，一定要尽量避免食用，旨在减轻本病的发作或加重。

（三）慎食鱼、虾、蟹类食物

一般情况认为虾、蟹类食物性属寒凉，是最容易引起过敏反应的食物，因此罹患过敏性疾病的患者要尽量避免食用。对于全部患者来说，有时也并非绝对的禁忌；但是从传统的中医学理论来讲，海鲜之类的食品是"发物"，对于存在过敏体质的个体者来说还是少食为佳。

（四）慎食辛辣煎炸的油腻食品

过敏性鼻炎患者，饮食宜清淡，减少脂肪的摄取，特别是那些肥肉和辛辣、煎炸等刺激性油腻食物。一般而言，吃肉时要吃瘦肉或牛肉、鸡肉等。

（五）忌吸烟和饮用含酒类饮料

过敏性鼻炎患者对外界环境敏感度显著增高，尤其是对寒冷空气和具有刺激性的气体，如直接或间接吸烟、乙醇类的气味等，接触性吸入时很容易使之打喷嚏、流涕或鼻塞等症状明显加重，尤其是那些"郁热熏肺"患者。因此，患者在日常生活中应当采取"禁烟限酒"的措施。

三、食疗

（一）肺气虚寒者

（1）葱白红枣鸡肉粥：红枣10枚（去核），葱白5根，鸡肉连骨100克，芫荽10克，生姜10克，粳米100克。将粳米、鸡肉、生姜、红枣先煮粥，粥成再加入葱白、芫荽，调味服用，每日1次。

（2）神仙粥：生姜6克，连须葱白6根，糯米60克，米醋10毫升，先将糯米洗后与生姜同煮，粥将熟时放入葱白，最后入米醋，稍煮即可食。

（二）脾气虚弱者

（1）百合粥：百合、莲子、薏米各适量，同煮粥，加冰糖或白糖调味食用。

（2）粳米粥：粳米50克，葡萄干10克，以适量清水先煮粳米至九成熟，加入葡萄干，共同炖煮至稀烂即可。

（3）香菇牛肉汤：香菇10克泡好，瘦牛肉30克先用粉面裹好，汤沸后入香菇，再拨进牛肉片，同时点入适量味精、食盐、香油，煮沸后即可。

（4）炒牛肚土豆丝：熟牛肚50克切丝，土豆（马铃薯）80克，切丝后以清水淘洗掉表面淀粉，油锅热后加入少许葱丝和碎蒜，遂入牛肚丝、土豆丝爆炒，并点入适量牛肉汤和盐、味精即可。

（5）扁豆馅包子：鲜扁豆两份，鸡肉一份，剁碎后加盐、味精、鲜姜汁和花椒水拌匀作馅，以小麦粉起面作皮，捏成包子后，置笼中，旺火蒸20分钟即可。

（三）肾阳虚弱者

（1）鳝鱼煲猪肾：黄鳝250克（切段），猪肾100克，同煲熟，调味食用。

（2）苁蓉金樱羊肉粥：肉苁蓉15克，金樱子15克，精羊肉100克，粳米100克，细盐少许，葱白2根，生姜3片。先将肉苁蓉、金樱子水煎去渣取汁，入羊肉、粳米同煮粥，待熟时，入盐、生姜、葱白稍煮即可。

（3）菟丝细辛粥：菟丝子15克，细辛5克，粳米100克，白糖适量。将菟丝子洗净后捣碎，和细辛水煎，去渣取汁，入米煮粥，粥熟时加白糖即可。

6

特殊人群治疗

孕 妇

鼻炎专病门诊常常接诊患有过敏性鼻炎的准妈妈,她们抱怨在怀孕期间会有烦人的鼻炎症状,以鼻塞、打喷嚏、流鼻涕最为常见。准妈妈患了过敏性鼻炎对肚子里的宝宝会有很大影响,鼻塞导致睡眠不好,心情也很不好,更糟糕的是准妈妈不敢吃任何药物,所以孕妇有过敏性鼻炎真是一件十分令人头痛的事情。

据估计有20%~30%的育龄妇女患有过敏性鼻炎,并且其中的1/3会在怀孕期出现症状加重。事实上,鼻炎是孕期十分常见的一个问题。鼻黏膜循环血容量增加和激素分泌的影响(尤其是雌激素)不仅会导致孕期的激素性鼻炎,还会加重已有的鼻部症状,尤其是鼻塞。很明显由于孕期用药对胎儿潜在的不良反应,任何的治疗选择都需要非常谨慎。那么准妈妈面对过敏性鼻炎,该怎么办呢?

我们知道,过敏性鼻炎的发病率很高,我国成年人的平均患病率为11.2%。其实,大部分孕期患病的准妈妈平时都是有症状的,对于有过敏性鼻炎的女性,其在备孕前就应该做好充分的准备,建议首先需要到专科医院就诊,通过专业检查明确自己的过敏原,也就是弄清楚自己对什么东西过敏，到底是什么东西让自己喷嚏不止，鼻涕不停。要做到这一点，并不困难，到专科医院去，查查过敏原。推荐血清特异性IgE检查，优点是准确率较皮肤点刺试验要高一些，而且不受是否服用药物的影响。明确了过敏原，在预防方面，就可以做到有的放矢。

螨虫是临床常见的过敏原，也是过敏性鼻炎的罪魁祸首之一。对于螨虫不少患者了解不多，其实螨虫是和我们人体共生的一种小虫子，它寄居在我们的床上、沙发上，以吃身上掉下的皮屑为生。据科学家统计，即使是非常整洁的家庭，平均每张床上的被褥螨虫和尘埃螨虫也至少要有1500万只。如果不想和螨虫"同床共枕"的话，就要定期清理床单、被套等，千万不要忽视枕芯、枕巾和枕套。螨虫特别喜欢在棉麻织物上安家。假如检测的结果是对螨虫类过敏，一定要经常给衣物清洁除尘，每两周左右可以用60℃左右的热水清洗一次床上用品，包括被套、枕套等。无法水洗的要在太阳下暴晒2小时以上。晒完收起来前一定要注意先拍打，进一步地驱赶螨虫。还有就是要注意室内湿度最好保持在60%，必要时可使用除湿机。

对于花粉过敏的准妈妈，还是推荐避免疗法：避免、减少接触致敏花粉最重要；如果有条件的，在过敏的花粉季节到南方或沿海城市去，到没有过敏花粉的城市去，更适合孕妇；如果由于工作原因，走不了，可以采取敬而远之的策略，如可以使用空气过滤机、紧闭门窗、减少外出活动、戴口罩等方法，减少与花粉的接触。还可以选用花粉阻隔剂治疗，目前临床上使用的花粉阻隔剂是用高度精制的长链碳氢化合物制成，不含任何药物和防腐剂，准妈妈可以放心使用。

看到这里，有一部分准妈妈可能会着急了：别说预防了，我已经发病了，喷嚏打得受不了，清水鼻涕止不住，鼻子堵得睡不着，我该怎么办？我可以用药吗？

目前用于过敏性鼻炎治疗的药物主要有三大类——鼻用糖皮质激素、抗组胺药和抗白三烯类药物。

目前鼻用糖皮质激素已经是过敏性鼻炎治疗的一线用药，对于准妈妈们来说，比较安全的鼻用激素是布地奈德，其FDA妊娠药物分级为B级。

抗组胺药物也是目前治疗过敏性鼻炎的主力药物，由于二代抗组胺药的嗜睡和胆碱能不良反应均少于一代抗组胺药，因此孕妇需要抗组胺药治疗时，应首选二代抗组胺药。氯雷他定（10毫克，每天一次）和西替利嗪（10毫克，每天一次）可作为孕妇用药的首选，这两个药物FDA妊娠分级为B级。

抗白三烯药物是过敏性鼻炎治疗的新力量，目前也受到了鼻科医生的重视，尤其是对于缓解鼻塞症状，效果明显，其中孟鲁司特的FDA妊娠药物分级为B级。

在这里解释一下FDA妊娠药物分级的含义。目前，评价药物对孕妇和胎儿的危害程度时，主要依据的是美国食品和药品管理局(FDA)颁布的标准。将常用药物分为A、B、C、D、X级共五类。A级：经临床对照观察，未见对胎儿有损害，是最安全的一类；B级：动物试验中未见对胎儿有损害，尚未进行孕妇研究。A、B级药物属于对胎儿和孕妇没有或几乎没有危害的药物，孕期一般可安全使用。

可能会有准妈妈问，有没有不用药物的治疗方法。其实这样的方法的确是存在的，那就是盐水鼻腔冲洗：在孕期，采用生理盐水或者高渗盐水鼻腔冲洗能够显著改善鼻炎症状，并且安全性高、依从性好。

婴幼儿

一、0~3岁宝宝

据统计，我国0~3岁婴幼儿过敏发生率高达41%，相当于每5个婴幼儿就有2个过敏。初生婴儿可能出现皮肤发痒、干燥、眼皮肿胀和嘴唇肿胀，同时还可能伴有红肿干屑、水泡等湿疹或奶癣等皮肤系统症状；同时也可能出现喝奶后经常吐奶，或者出现恶心、腹胀、腹痛、黏液状腹泻、便秘、肠道出血等消化系统症状。宝宝过了1岁，湿疹症状可能减轻，但很多宝宝会出现流鼻涕、打喷嚏、鼻塞、眼泪汪汪、支气管炎、耳部感染、胸闷、呼吸不畅、咳嗽等呼吸系统症状。婴儿期的过敏会为宝宝的未来埋下健康隐患。首先，宝宝出现过敏现象时，必须在第一时间内得到控制，否则将损伤身体多个器官的功能。长期不重视，可能造成不可逆的损害，甚至发生过敏性休克，导致宝宝血压急剧下降，呼吸困难，最终危及生命。其次，容易引发更严重的过敏性疾病。研究发现，宝宝时期的很多过敏症状，是之后一系列过敏性疾病的前兆。有些过敏症状看似是好了，但是在宝宝的成长中，又会以其他的方式出现。比如，患过湿疹和食物过敏的宝宝，将来会出现后果更严重的过敏性疾病，如哮喘、鼻炎等。最后，也会影响宝宝心智发育，过敏影响宝宝的正常进食和睡眠质量，进而影响认知功能，最终带来性格、行为的变化，如脾气暴躁、易怒、过分活跃或者自闭、不合群等。

那么，在生活中我们如何帮助婴幼儿远离过敏呢？①预防宝宝过敏——从第一口奶开始。宝宝过敏大都从食物过敏起步，预防过敏要从出生后第一口奶做起，保证宝宝的"第一口奶"是母乳至关重要。母乳中含有很多抗体，比如免疫球蛋白A和M，它们能促进宝宝免疫系统发育。此外，母乳本身是低敏的，母乳中的蛋白质是同种蛋白质，不容易引起宝宝免疫系统发生过敏反应。母乳中还含有蛋白质片段（肽），致敏性低，可以温和地刺激宝宝免疫系统，诱导免疫耐受，减少过敏的发生。②科学添加辅食，避免过早添加辅食。一般要求，0~4个月的宝宝应当完全食用母乳；如果有家族过敏史，出生后的头6个月内要坚持纯母乳喂养。6个月后注意辅食品种的选择和添加顺序。一些可能致敏的食物不应过早添加到辅食中。此外，辅食添加的顺序也很关键。首先应添加那些易消化吸收又没有致敏性的食物，如米粉；其次是富含维生素和纤维素的新鲜果蔬；最后才是鱼、肉、蛋。同时需遵循逐步增加种类和数量的原则。每次只引入一种食物，开始时量少，再逐步增多。这样可以判断，宝宝对该类新引入的辅食是否耐受。③远离生活中的过敏原。花卉、宠物、毛绒玩具、油漆或涂料等，都是常见的过敏原。在平时生活中，爸爸妈妈应该有意识地让宝宝远离这些过敏原；一些容易过敏的食物，如牛奶、鸡蛋、豆类、海产品等需要特别注意，一旦发现宝宝吃了某种食物后过敏，家长要及时停止喂食，并且在之后严格规避；有的宝宝会对尘螨和霉菌过敏，爸爸妈妈要勤打扫，保持家中卫生清洁，尤其是家中的床单被褥，要做到定时除螨。④科学锻炼。平时天气好的话，可以多带宝宝出去走走，或者进行室内锻炼，如游泳、俯趴、爬行等。宝宝体质增强了，对过敏原抵抗力也就提高了。

二、3~7岁宝宝

此年龄段的儿童过敏症状会由婴幼儿时期食物过敏为主转变为吸入过敏为主，其常见症状为过敏性鼻炎，症状包括鼻塞、流鼻涕、鼻子痒等，同时也有部分患儿会出现哮喘，多表现为咳嗽、气喘、胸闷等，但一般不会发热。过敏性鼻炎主要病因有三个：过敏体质、呼吸道感染和环境因素。

常见过敏原通常有花粉、粉尘、螨虫、羽毛、塑料、牛奶、鸡蛋、鱼虾、阿司匹林、青霉素等。突然接触冷空气或做剧烈运动，也可以成为发作的诱因。

对于吸入过敏原，最重要的预防方法也是避开过敏原，医生的建议包括：房间要保持清洁减少灰尘，经常为每个房间逐一进行通风换气，不建议同一时间内所有房间同时换气开窗。同时容易患呼吸道疾病的孩子家里，室温基本需保持在20℃左右，这样宝宝穿一件较厚的单衣就可以了，又运动得开，又不会出汗，就不容易感冒。同时最好让室内的湿度保持在50%~60%。需要强调大人绝不能在家里吸烟，要创造无烟环境。孩子的被褥也要经常清洗，临睡之前用吸尘器吸床上用品，窗帘、沙发套要勤洗，家里常开的空调过滤网最好每周清洗。别让孩子做过于剧烈的活动，注意天气变化，避免着凉感冒，少吃冷饮。生活中密切观察可能引起孩子过敏的物质，让孩子平时加强锻炼，增强体质，提高免疫力。

儿童（7岁以上）

对于学龄期儿童，我们需要关注儿童哮喘，使其畅享健康生活。

当今社会，哮喘发病率每年呈上升趋势，哮喘病已成为备受关注的世界性公共卫生问题。据调查，哮喘发病多以儿童为主，遗传因素、空气质量和患儿自身的免疫力等都可能成为哮喘的致病因素。以下介绍有关儿童哮喘的科普知识，希望能够帮助患儿家长正确认识疾病，促进患儿早日康复。

儿童哮喘发病率逐年增高，与生活方式和外部环境改变关系密切。人体自身免疫保护系统是在跟外界细菌和病毒的斗争中成长和完善的，但随着生活环境越来越舒适，接触细菌的机会越来越少，免疫系统在一定程度上就会逐渐弱化,难以抵抗外界疾病的入侵;同时,生活条件的改善使得过敏原越来越多,如空调、地毯等使用越来越多,这种温暖、潮湿的环境导致螨虫不断滋生;此外,室外的花粉、抗生素的广泛使用、剖腹产的增加、退热药的广泛应用、二手烟、塑料瓶的塑化剂等都和哮喘发作密不可分。

患儿哮喘是其缺课和缺勤的重要原因,哮喘医疗保健费用极高。中国儿童哮喘的总体治疗状况较10年前有明显改善,但哮喘控制水平仍不尽如人意。儿童哮喘总体控制水平不理想,除了与临床医生规范化管理水平参差不齐、专科医生少、患者多有关之外,还与哮喘患儿家长对哮喘危害、规范治疗的认知度不够、用药依从性低有很大关系。很多家长在患儿发病时并没有及时开始规范治疗,还有些哮喘患儿即使已经开始治疗,但不能长期规范用药,因症状缓解自行停药或减药、担心药物副作用、担心影响患儿的生长发育等,这些都是导致哮喘控制率低的主要原因。

哮喘是一种气道的慢性炎症,炎症长期存在以及急性发作、多次发作会不可逆地损害患儿的气道结构和肺功能。患儿哮喘发作后经常伴随胸闷、喘息、咳嗽等症状,治疗不及时可能诱发严重的呼吸衰竭,威胁患儿的生命健康。此外,哮喘发作还会造成缺课、学习成绩下降、活动能力受限、生活质量下降等,影响儿童的身心健康,因此越早进行规范治疗,哮喘患儿的症状会控制得越好。薛建荣医师强调"哮喘的规范治疗需要持续较长时间,部分患者可能需要数年之久。儿童哮喘的早期干预与规范化管理有利于控制疾病,改善预后,未控制或重度哮喘同样会影响患儿生长及成年身高,所以不能一味担心其副反应,而忽视其治疗作用"。

药物治疗和非药物治疗相结合是儿童哮喘长期治疗方案的关键，治疗包括急性发作期、慢性持续期和缓解期的治疗。吸入糖皮质激素（简称ICS）是哮喘长期控制的首选药物，《儿童支气管哮喘诊断与防治指南》（2016年版）指出，对于小于6岁儿童哮喘的长期治疗，最有效的治疗药物是ICS。ICS的使用对儿童身高的影响一直备受关注，一些研究发现儿童期使用ICS并不影响最终身高。专家提醒家长：与严重哮喘带来的风险相比，吸入激素对身高的影响较小，另外哮喘控制不良对儿童身高也有不良影响，对于儿童哮喘，局部吸入激素是安全、有效的。在治疗过程中医生会尽可能使用低剂量的ICS达到哮喘的良好控制，家长不必担心。ICS的局部不良反应主要包括声音嘶哑、咽部不适和口腔念珠菌感染，通过用药后漱口、加用储雾罐等方式可降低其发生率。哮喘的非药物治疗应重视哮喘防治教育、变应原回避、患儿及其家长心理问题、患儿生活质量的提高以及患儿家庭经济、家长文化认知等方面在哮喘长期管理中的作用。

药物治疗之外，日常护理也很重要。在医生的指导下学会正确使用峰流速仪，记录哮喘日记，为医生诊断哮喘、分析病情严重程度、调整治疗方案提供客观依据。

老 年 人

过敏性鼻炎影响超过65岁人群的比例达20%。这些人群最常见的室内致敏变应原有尘螨、蟑螂和毛绒宠物,事实上老年人大部分时间也是待在室内。一项研究表明老年人的生活质量明显低于年轻人。过敏性鼻炎不仅损害睡眠质量,也能潜在改变认知功能、心理健康、糖代谢及内分泌功能。

在给予老年过敏性鼻炎患者任何治疗之前,有一些方面需要考虑:

(1)收集一个完整的临床病史,包括所有的合并疾病(如肾脏和/或肝脏功能损伤、哮喘、COPD等)。

(2)任何药物治疗(慢性的、基于需求的……)不仅要考虑药物之间可能的作用,也要考虑依从性,一般处方的药物数量越多,依从性越低。

(3)老年人往往对过敏性鼻炎症状的感知会比较差。

(4)过敏性鼻炎控制较差的话会加重慢性下气道疾病,尤其是哮喘。

(5)如果不能及早产生疗效也会导致依从性低。

(6)一些药物的费用也会降低依从性;这需要考虑任何年龄段的患者,尤其是老年人合并的一些疾病,需要持续的药物花费。

(7)"激素恐惧"在任何年龄段都有,尤其是在老年人当中。然而在美国一项2659例哮喘患者的研究中,老年患者对于口服激素和吸入性激素表现出了更少的担忧。

因此,为了实现症状的最佳控制并获得较高的生活质量,正确对老年过敏性鼻炎患者开展药物治疗显得非常关键。

一、口服抗组胺药

临床推荐使用的第二代抗组胺药一定是适合应用于中老年患者的。事实上,第一代抗组胺药能够通过作用于中枢神经系统的H_1受体而产生镇静、抗焦虑和降低反应时间的作用,这在老年人中效果更加明显,是因为它们不是选择性地只作用于H_1受体,还作用于:①血清素受体,引起食欲和体重的增加;②肾上腺素受体,诱发头晕、体位性低血压;③毒蕈碱受体,引起口眼干燥、视力模糊、尿潴留、便秘、窦性心动过速;④心脏离子通道,引起QT间期延长和可能导致多形性室性心律失常。老年人往往也存在心脏疾病,因此具有发生严重不良反应的风险。同样,前列腺肥大患者、膀胱颈梗阻或闭角型青光眼应避免使用第一代抗组胺药。不管怎样,老年人的药物治疗存在药代动力学方面的问题,需要精确地评估共患病和多药物治疗,这些都可能产生药物与药物的作用。应该慎重考虑在老年人中使用第一代抗组胺药,因为它们存在大量可能发生的药物不良反应。最近基于正电子发射断层扫描(PET)测量脑组织H_1受体占有率的研究表明,第二代抗组胺药比拉斯汀、非索非那定和左西替利嗪占有率最低,这就解释了为什么这类药物在临床上并没有镇静作用。

第一代抗组胺药物，及一些二代药物（氯雷他定、地氯雷他定、卢帕他定）是由肝细胞色素P450代谢的。肝功能受损或与P450细胞色素抑制剂（酮康唑、红霉素、柚子素……）同步治疗可引起血浆浓度增加，加剧其副作用。优先推荐第二代抗组胺药物的原因是它们有更好的安全性，能够特异性地作用于H1受体并且透过血脑屏障的能力非常弱。它们还具有抗炎活性，通过抑制促炎性细胞因子保证心脏安全性，药物有氯雷他定、非索非那定、咪唑斯汀、依巴斯汀、氮卓斯汀、西替利嗪、氯雷他定、左西替利嗪、卢帕他定和比拉斯汀。关于这些药物的药代动力学特性，西替利嗪和非索非那定在排泄的尿液和粪便中几乎完全不变，而95%的比拉斯汀在尿液和粪便中保留不变的比例分别达到28%和66%。此外，比拉斯汀不作用于肝细胞色素。因此，第二代抗组胺药具有广泛的治疗价值，临床强烈推荐老年人使用。

二、鼻用抗组胺药

口服给药都存在潜在的全身性副作用，但是局部用药会降低这种风险。临床一直建议使用第二代抗组胺药物以降低不良反应。鼻用抗组胺药最常见的副作用包括头痛、口干、口苦和局部鼻黏膜刺激。唯一的一个鼻用抗组胺药研究也已经超过65年。Shin等人分析了鼻内氮卓斯汀的使用，结果显示其对老年人是安全的。事实上，氮卓斯汀75%会排泄到粪便中，25%排泄在尿中，因此对肾功能也是安全的。此外，其生物利用度达到40%。另外一项研究评估了普通人群中盐酸左卡巴斯汀的使用，结果表明鼻腔给药后并没有达到很高的血药浓度，但是它在尿液中排泄没有改变，使得其对于肾脏衰竭的患者是不安全的。同样，必须谨慎应用对肝细胞色素P450的抑制剂（例如酮康唑、红霉素）。

三、减充血剂

如前面所提到的，指南建议在短时间内使用鼻腔减充血剂能够避免患药物性鼻炎的风险。事实上，它们会影响心血管、泌尿、中枢神经和内分泌系统，诱发焦虑、烦躁、失眠、心律失常、尿潴留和高血压。减充血剂并不适用于老年人，尤其是心血管疾病、膀胱颈梗阻和血管性认知障碍患者。

四、白三烯受体拮抗剂

ARIA与欧洲过敏及临床免疫学会（EAACI）指南建议使用白三烯受体拮抗剂（LTRA）来治疗轻度和中/重度间歇性过敏性鼻炎患者。LTRA已经被证明在改善鼻塞症状和睡眠质量方面特别有效。目前还没有LTRA用于老年鼻炎患者的临床研究，但是最近Scichilone综述报道了其在老年哮喘患者中的应用。LTRA最常见的不良反应有头痛、腹痛、腹泻、恶心，但是研究并没有表明这些不良反应在老年患者中风险更高。不仅是对老年人，肝脏损伤的报道也比较少。由于是服用片剂而不是喷雾，风险较小，患者更愿意坚持治疗，另外LTRA对哮喘也能达到更好的控制。

五、鼻用糖皮质激素

鼻用激素对鼻塞、鼻痒、流涕是非常有效的，并且在用药后24~48小时达到最大疗效，对任何鼻炎，用药12小时就能获得早期疗效。糠酸莫米松、糠酸氟替卡松也能缓解结膜炎症状。这类局部糖皮质激素的生物利用度都非常低：从糠酸氟替卡松的0.5%到氟尼缩松的20%，但是倍氯米松的生物利用度增加到了42%。文献中涉及老年人的特殊人群鼻用激素安全性报道比较少。一项随机对照研究评估了在超过65岁的患者中使用糠酸莫米松的副作用，另外一项研究也证明了丙酸氟替卡松有相同的结果。最常见的副作用包括口唇和鼻腔干燥、鼻黏膜灼热、鼻腔结痂、鼻出血。尽管没有证据表明鼻用激素可以改变骨代谢，对那些有骨质疏松症和/或因为并发症正在接受激素治疗的患者必须谨慎处方。另外关于鼻用激素需要注意的是青光眼。一项包括9793例超过66岁的青光眼或高眼压患者的研究表明，治疗期间使用鼻用激素不会增加眼部不良反应。总之，鼻用激素被认为是老年鼻炎患者足够安全的选择。

六、鼻用抗组胺药和鼻用激素联合

一项研究评估了对成年人联合应用丙酸氟替卡松和氮卓斯汀的疗效和安全性，结果表明其对症状的控制优于两个独立的药物。安全性方面，组合制剂也不存在问题。

七、鼻用色酮类

色甘酸钠与安慰剂的比较试验指出，色甘酸钠比安慰剂更有效，但是与其他过敏性鼻炎治疗药物相比疗效较弱。色甘酸钠鼻用制剂的副作用极其罕见，因此这类药物非常安全。但是，色甘酸钠一天需要服用几次，使患者依从性比较差，尤其是老年患者。

八、异丙托溴铵

异丙托溴铵对改善鼻漏是有效的，但是它对其他鼻部症状没有作用。异丙托溴铵是一种短效抗胆碱能药物，这样可以减少潜在的不良反应。事实上，其抗胆碱作用不良反应更常发生在长效分子。口干、口感不好、胃肠蠕动减少、瞳孔扩张、视力模糊，随之而来的眼内压升高、轻度认知障碍和支气管痉挛是其潜在的副作用。尽管抗胆碱能药物的使用并没有正式推荐给老年人，但其无论是鼻腔局部制剂，还是吸入制剂对治疗支气管阻塞的耐受性都比较好。

九、口服糖皮质激素

如前所述，ARIA指南建议只有当需要快速控制症状的时候才可以短期全身使用糖皮质激素。口服激素延长治疗的潜在作用是众所周知的，包括葡萄糖耐受不良（主要是可逆的）、消化道出血、高血压、情绪改变、白内障、青光眼、骨质疏松症。因此老年患者停止口服激素治疗之后，不仅容易导致症状的暴发，也有可能导致急性肾上腺皮质功能不全。不管怎样，过敏性鼻炎患者很少需要使用口服激素治疗。

十、变应原特异性免疫治疗

全球变态反应和哮喘欧洲协作组（GA²LEN）/EAACI指南意见关于处方变应原特异性免疫治疗（AIT）治疗过敏性鼻炎和哮喘并没有设定一个年龄上限。一项最近的EAACI意见书关于AIT的临床禁忌证也证明了这个观点。第一项证明AIT在老年人中的疗效和安全性的研究是在1993年，该研究是在22例老年患者中进行的。其他研究表明皮下注射（SCIT）对老年和年轻患者的疗效及安全性是相当的。舌下免疫治疗（SLIT）也获得了同样的结果且是被2项双盲安慰剂对照研究所证明，这两项研究是关于屋尘螨和草花粉SLIT治疗老年患者的。EAACI文件里也规定了AIT的一些禁忌证，包括一些老年人常见的状况，如恶性肿瘤、自身免疫性疾病和未控制的哮喘。这些被认为是绝对禁忌证。心血管疾病、精神病或精神障碍、慢性感染性疾病（如乙型肝炎和丙型肝炎）、正在使用β2受体阻滞剂、ACE抑制剂或免疫抑制药物是代表性的相对禁忌证。尽管老年慢性疾病及日常的药物治疗在日常生活中是十分常见的，但是关于AIT治疗老年人的文献还是比较稀缺的，因为它们常常被临床试验所排除或者样本量很小。总之，不能对老年患者排除AIT，但是在处方之前要考虑其风险/效益、患者改善生活质量的能力、症状的减轻和用药的减少。

十一、其他治疗观点

生理盐水冲洗是一种改善过敏性鼻炎症状的便宜、使用方便、无副作用的方法，其应用主要的限制在于需要必要的工具来进行鼻腔冲洗。而事实上，老年患者经常合并一些疾病如关节炎、骨关节炎、认知功能障碍。

尽管有相当大的人群在使用针灸、顺势疗法、草药，但是关于其疗效存在争议。

特殊工种人群

如何预防职业性过敏：

（1）养成良好的卫生习惯：避免直接接触过敏原，做好适当防护。工作时穿固定的工作服，工作时尽量不饮食，工作后要洗手，将工作地点与日常生活环境分开，避免将工作环境中的过敏原带到家中。

（2）认识家族过敏史：如果亲友中有人患有过敏性疾病、自体免疫疾病，就应多了解自己的工作环境是否存在诱发职业性过敏疾病的风险。同时，定期做健康检查，了解身体状况，能提早治疗并预防职业性过敏疾病的发生。

（3）做好适当的过敏防护：依照工作性质选择适当的防护器具，如工作服、防尘口罩、防化学物质口罩、眼镜或手套，如果皮肤常接触各种化学物质，善用隔离霜、乳霜、手套等保护措施。尽量保持工作环境通风良好，如果有粉尘危害时，应依照粉尘危害预防标准来控制粉尘量。可能造成职业性过敏的原料、药剂、清洁剂等物品尽量少用。

（4）维护环境清洁：过敏是身体对过敏原产生过度的免疫反应，产生过敏原的物质包括家尘、尘螨、花粉、霉菌、化学物质、动物毛皮屑等，肉眼常无法看到，因此应该尽量保持环境清洁。

一、油漆工

油漆作为装饰主要材料之一，虽然能够给室内带来五彩斑斓的色彩，但却有人对油漆过敏。因此，作为油漆工，该如何预防过敏呢？首先，避免接触是关键，在施工的地方必须安装通风设备，降低施工环境中含苯化合物的含量和浓度；施工时，所有的油漆工一定要戴口罩，情况特殊时，还需要戴送风式面罩；刷漆过程中要将门窗打开，保持施工环境的良好通风情况。若漆料溅入眼睛必须用大量水冲洗，切勿揉擦，同时送往专门医院诊治。而油漆粘到皮肤上则需先用布擦掉；同时立即用肥皂清洗或用专门的洗手膏等清洗。油漆工长年累月地和油漆打交道，吸入的有害物体必然不少，身体容易积累一些毒素。那么，油漆施工人员平时吃什么食物可以帮助身体排毒呢？

（1）多吃猪血：猪血能够将身体内的灰尘吸走一部分，平时要多吃，但忌生吃。

（2）多吃肥肉：肥肉中的脂肪可以将身体内残留的化学霉素吸收掉。

（3）多喝水：除了补充因体力劳动丢失的水分，还能通过尿液及粪便排出体内吸收的化学毒素。

（4）嚼生姜：生姜可以驱除毒素，可以嚼生姜，也可以用生姜片煮水喝。

（5）多吃滋阴润肺的食物：梨子、石榴、葡萄等。

（6）多吃水果和蔬菜：补充身体所需维生素，让身体更强健，增强免疫力，让身体不那么容易被毒素伤害。

总之，油漆工在平时应该多吃一些可以促进排毒的食物，少吃或不吃高铅食物，比如皮蛋、劣质罐头等。平时在施工时，要注意做好防护措施，比如戴口罩、穿工作服等。最后，还要注意卫生，勤剪指甲多洗手。

二、建筑工人

建筑工人常年露天作业，长期接触灰尘、建筑材料，容易出现过敏，同时一到冬季，寒冷过敏症也时有发生。在工作中，首先也是要远离过敏原，及时对工地进行清洁、通风处理，材料选择无毒或少毒的建筑材料，施工员应采取必要的安全防护措施（如戴口罩、手套、护目镜等），现场注意防火并保持良好的通风；尽量不要让过敏体质的工人从事直接接触环氧建筑结构胶的工种；如果出现过敏现象，应立即中断该工作，严重时应就医处理。而对冷过敏症的室外工作人员，要在即将发生气温骤变时注意防寒保暖，早晨或风天应多穿一些衣服，早晨起床后不要立即进行户外作业，先使身体适应一下再外出；晚间睡觉前先用热水袋将被子捂热再上床；对冷水过敏者，应使用温水洗脸、洗澡、洗衣，并严禁游泳。一旦发生过敏症状，可口服抗组胺类药物。

7

过敏性鼻炎的日常护理

小鼻子，大学问

鼻子的毛病是典型的现代都市病。由于城市污染增多，空气中的灰尘和悬浮颗粒随处可见，空气中刺激性的微粒增多，越来越多的人变得鼻甲肥大，鼻腔通气不好，鼻塞，患上鼻部疾病。

鼻子是用来呼吸的器官，其重要性可想而知。健康的生活完全离不开鼻子的守护。

气温低的时候，吸进鼻子的冷空气先在这里加温，然后才进入气管和肺。

天气干燥时，鼻腔黏膜有大量的分泌细胞和各种腺体，如黏液腺、浆液腺，源源不断地分泌出液体样物质，鼻腔的毛细血管还会渗出液体，共同增加鼻腔湿度。

空气中有脏东西时，鼻子还会过滤脏物。鼻腔表面黏膜有鼻毛和大量纤毛。当细微的灰尘进入鼻腔时，首先被鼻毛"挡驾"。另外鼻黏膜表面有一层黏液，像地毯一样铺在鼻黏膜上，我们称之为"黏液毯"。被鼻毛"过滤"下来的微小灰尘及细菌被"黏液毯"粘住，再通过纤毛的摆动，将尘粒等脏物"清扫"至鼻后孔，下到咽腔被免疫球蛋白清理。

每个人都流过各种各样的鼻水，那你知道，看鼻水也可知疾病吗？下面就来教大家几招。

正常人的鼻子，一般很少有分泌物流出来，即使有，量也很少，是半透明的，没有其他色泽。如果出现了清鼻涕、黏脓鼻涕、血性鼻涕，一定是有病在身。

一、流清鼻涕

鼻子里面的分泌物稀稀拉拉，像水一样，擤掉了又有，这是鼻子受刺激后的应激反应，其促使鼻内腺体分泌急剧增多，太多了，鼻腔容不下，就往外流。这种情况，多是感冒初期，注意防寒保暖，吃治疗感冒的药，流清鼻涕很快就会好。如果不是普通感冒，那就有可能是急性鼻炎早期和过敏性鼻炎发作期，这就需要去医院看医生了。

二、流黏脓鼻涕

鼻水很黏，颜色不透明，呈黄色、黄绿色，持续多天，多半是鼻腔合并感染，可能是细菌也可能是病毒感染，或者二者皆有。受炎性刺激，鼻黏膜黏液分泌亢进，鼻腔产生大量的分泌物，脱落的黏膜上皮细胞等混杂其中，所以很黏稠。这种情况，可能是鼻黏膜慢性炎症，也可能是急性鼻炎的恢复期、慢性鼻炎或鼻窦炎。流黏脓鼻涕，要找专科医生看，看到底合并什么感染，以及是否有息肉。

三、鼻水中带血丝

可能是鼻炎，或者是损伤或异物外伤引起，也可能是肿瘤。恶性肿瘤最典型的就是鼻咽癌，良性肿瘤最多见的是鼻咽血管瘤，青少年人群最多，占鼻咽肿瘤的12%~20%。如果有血性鼻涕，超过两周时间的，要做鼻及鼻窦检查，可做鼻内镜检查，影像学检查首选照CT，或者做鼻部磁共振。

四、鼻屎多也是病

正常的人没有什么鼻涕，当鼻腔里的分泌物黏稠，吸进去的气体将其中的水分蒸发、风干，剩下的脓性分泌物就会堆积在鼻腔的角落，结痂后就变成鼻屎。鼻屎太多，说明鼻腔分泌物黏稠，纤毛来不及将脏物"自净"，这有可能是慢性鼻炎或慢性鼻窦炎引起的。通常这类患者会感到鼻子塞，通气不畅，鼻甲肥大，鼻腔黏膜分泌物多。还有一种情况，就是得了萎缩性鼻炎，患者的鼻黏膜萎缩，黏膜功能受损，鼻屎很多，而且有点臭。这时候，要去医院确诊，如果是轻度的萎缩性鼻炎，要清洗鼻子，滴抗菌药，或者用薄荷油、蜂蜜等保湿润滑。如果是重度的萎缩性鼻炎，就要做手术了，可把鼻腔缩小，甚至把某一个前鼻孔封堵，过几年待鼻黏膜功能改善后再打开。30~50岁的女性患此病的相对较多。

鼻腔清理

鼻子结构、功能复杂，作为老百姓不需要了解太多，但是在日常保健中，有一些不得不了解，如鼻子有分泌物是不是正常？从鼻涕、鼻屎的表现能看出何种疾病？日常保健中，鼻子里该不该洗？鼻毛外翻时，要不要剪？有鼻涕时，应不应该擤呢？下面就来给大家讲解一下关于鼻子保健的几大问题。

一、每天呼吸，鼻子要不要洗

很多人在鼻子塞或者鼻涕多的时候，都会想到用温水冲洗一下鼻子，这种做法对吗？鼻子有自净能力，偶尔用清水洗一两次，问题不大，但长期用清水洗，就不好了。因为鼻腔环境一定要保持一定的温度、湿度，里面的纤毛在这种生理环境下才能正常工作。清水没有渗透压，用清水洗，纤毛不能很好地摆动，导致过滤空气中脏物的能力减弱。长此以往，鼻子的"自洁"功能会大打折扣。因此建议大家，洗鼻子要用等渗的生理盐水或者专门用于鼻腔清洗的海盐水，这是专门针对鼻腔清洗的药剂，不会损害鼻纤毛。

二、鼻毛往外长，要不要剪

人到中年，特别是男性，鼻毛长得快，没过多久，鼻毛就长到鼻孔外面了。很多人都认为鼻毛不雅，习惯用小剪刀或者鼻毛修剪器伸进鼻孔去剪，甚至会用手直接拔掉鼻毛。

那这些做法都合适吗？其实鼻毛就像一道道木栅栏，能阻挡随空气进入呼吸道的粉尘、尘埃及其他异物，同时也把细菌病毒挡在人体之外，待打喷嚏或清洗鼻孔时可将其一起清除。如果把鼻毛剪掉，将使人体失去一道守护屏障。此外，万一剪时不慎损伤皮肤，或在拔除时使毛囊受损，病菌便会乘虚而入，引起鼻前庭皮脂腺、毛囊等感染。因此拔除鼻毛是不可取的，等于直接破坏了鼻子的防卫，会使细菌、有害尘埃直接进入下呼吸道，引起下呼吸道的感染。

三、鼻子不适，能不能抠

每个人可能都有过抠鼻子的坏习惯，很多人抠鼻孔，是由于鼻内有干燥或瘙痒感，忍不住会去抠挖。经常抠鼻孔会抠掉鼻毛，使鼻前庭皮肤反复受损，影响对吸入空气的清洁作用。而且人的手指甲缝中有污垢细菌，且指甲坚硬而锋利，抠鼻时，稍不小心就会损伤鼻前庭的皮肤或黏膜，造成出血，并将细菌直接引入伤口，引起鼻疖；再反复揉搓，抠挖，可造成细菌扩散，导致发炎。

四、有鼻涕，应不应该擤

很多人患伤风感冒，鼻腔黏膜肿胀发炎，出现鼻塞、流鼻涕等症状时，喜欢用力擤鼻涕，这样做对不对？耳鼻咽喉科专家指出，出现鼻塞时尽量不要擤鼻子，因为，鼻纤毛的摆动方向是往鼻咽部摆动，往前擤会损害鼻纤毛，使感染分泌物扩散，产生副鼻窦炎、中耳炎、咽炎等症状。正确的做法是，有鼻涕时，要尽量往后缩，少量的一般分泌物不用吐，如果是黏脓涕，往回缩后再吐掉。

五、鼻塞，用不用通鼻药

一般患感冒了，都有鼻塞症状，保持鼻子通畅很重要，如果鼻塞7天还不好，患慢性鼻炎的概率很高，有些人置之不理，有些人会买药自己用，鼻子塞得难受了，就把头一仰，往鼻子里滴几滴通鼻药。因此通鼻药滥用现象非常普遍。有鼻塞时，通鼻药不能随便用，特别是鼻腔的收缩剂、减充血剂，比如麻黄素、苯甲唑啉，这些药物用多了，会损害鼻腔黏膜和纤毛功能，造成药物性鼻炎，以后再用药就没有效果了。治疗鼻塞时要查清是哪种原因，要对因治疗才有效。如鼻中隔偏曲、过敏性鼻炎需要微创手术治疗；鼻息肉需要微创手术，去除息肉、通气引流等。

鼻腔冲洗

洗鼻主要是针对过敏性鼻炎、鼻窦炎、慢性鼻炎出现的鼻腔黏膜内的病菌和分泌物，通过洗鼻器，用生理盐水、生理海水、海盐水等无菌溶液冲洗鼻腔，把鼻腔内的分泌物冲洗干净，可以有效减少鼻腔黏膜的炎症反应，减少药物使用的同时，有效预防鼻炎的复发。洗鼻腔是较安全的日常保健护理措施，如果操作得当，可以保持鼻腔黏膜的生理功能，是较好的治疗手段和办法，可以长期坚持。在冲洗鼻腔时，一般没有副作用，但是要选对清洁盐水的浓度和温度，比如对于肥厚性鼻炎、鼻甲肥大可以选择高渗的生理盐水。高渗的生理盐水可以使肿大的鼻甲得到收缩，起到解决鼻塞的作用。对于普通的过敏性鼻炎及鼻窦炎，用等渗的盐水进行冲洗即可。

临床中，是否可以每天洗鼻腔，需要根据个人实际情况来决定。对于有慢性鼻炎、慢性鼻窦炎、过敏性鼻炎等疾病的患者来说，由于炎症的刺激，鼻腔及鼻窦里积聚较多的脓鼻涕和黏液性鼻涕引起鼻塞，也容易滋生多种病菌。因此可以每天清洗鼻腔来保持鼻腔的清洁、湿润，从而缓解病情，改善鼻腔通气。但对于正常人群来说，不建议每天洗鼻腔，有自洁功能的正常鼻子如果过度清洁，会造成鼻腔内生态平衡被破坏，还可导致鼻腔黏膜层受损，失去对灰尘等污染物的黏附和阻挡作用。但可以偶尔洗一次，有助于清除鼻腔内的分泌物、过敏原、细菌、病毒等，使鼻腔黏膜保持清洁、湿润，可一定程度上预防鼻部疾病的发生。此外，对于有鼻中隔偏曲的患者，也不建议每天洗鼻腔，否则洗鼻子过程中引发水流冲击，有可能会使偏曲的鼻中隔发生鼻出血。

儿童洗鼻腔是指用生理盐水等无菌溶液冲洗儿童鼻腔，来达到清理儿童鼻腔的目的。儿童洗鼻腔一定程度上是有好处的，但是操作不当时，也会对鼻腔造成一定的伤害，严重时还会诱发中耳炎，因此不建议频繁地给儿童冲洗鼻腔。

鼻炎患者冲洗过程中应注意：

（1）鼻腔冲洗每日1~2次。

（2）冲洗时压力不可过大，以免引发中耳炎等并发症。

（3）冲洗时勿说话，以免引起呛咳。全程张开嘴，让水流从鼻腔流入，从嘴里流出。

（4）冲洗前未使用过鼻喷激素等鼻喷剂药物。

（5）先冲洗鼻腔堵塞较重的一侧，再冲洗对侧。否则，冲洗盐水可因堵塞较重一侧鼻腔受阻而灌入咽鼓管。

（6）洗毕，头向前倾，让鼻腔内残余盐水排出，然后一侧一侧分别轻轻擤鼻，以助排净。擤鼻切忌过急过猛，或同时紧捏两侧鼻孔用力擤鼻而导致中耳感染。

（7）冲洗的水温以37~41℃为宜。

洗鼻的正确方法：鼻炎发作时，鼻腔肿胀，鼻涕增多，各种炎性介质、病毒细菌在鼻腔、鼻窦内聚集。那有没有一种方法能减轻鼻腔水肿、滋润鼻腔和恢复鼻黏膜纤毛功能的同时，减少抗组胺药、减充血剂、抗生素等药物的使用呢？有，那就是正确使用鼻器。市面上的洗鼻器很多，但方法大同小异。洗鼻器一般由三部分组成，分别是水槽、盖子和喷头。第一步，加水，将纯净水或者放冷的冷开水加到冷水刻度线，切记不可偷懒直接加自来水（因为自来水含氯，会损伤我们的鼻黏膜），然后继续加热开水至热水线。水温调好后，放入专用的洗鼻剂，然后盖上盖子，将药液摇匀，准备清洗鼻腔。手握喷头，将喷头外八字放入鼻孔内进行冲洗，通过按压手柄的快慢来调节洗鼻的水流速度，鼻子堵塞就洗得慢一点，鼻子通畅就按压得快一点，让洗鼻液从一个鼻孔流入，从另一个鼻孔和嘴里流出，全程张开嘴，用嘴呼吸。就这样左鼻孔3次，右鼻孔3次，左3次，右3次交替进行，直至将所有洗液洗完。每天固定时间点，洗1~2次，如果感冒出现黄脓鼻涕了就不要冲洗鼻腔了，以防引发中耳炎。

口罩的选择与佩戴

口罩保护作用由强到弱依次为医用防护口罩(N95/KN95)、医用外科口罩、一次性医用口罩、普通口罩。因为新型冠状病毒感染的关系，全世界对口罩的认知达到了空前的高度。

那怎么选择口罩？首先要考虑过滤能力。口罩的过滤指标越高，防护效果越好。疫情常态化下及一般鼻炎患者，选用一次性医用口罩、医用外科口罩即可满足日常防护需求，并不是非要戴N95口罩。口罩要盖住口鼻和下巴，鼻夹要压实；每个口罩累计佩戴时间不超8小时，不建议重复使用；不建议选用棉纱、海绵、活性炭口罩或带呼吸阀的口罩；有呼吸道基础疾病的患者需在医生指导下使用防护口罩；3岁以下婴幼儿不宜戴口罩，易引起窒息，家长尽量避免带孩子去人群密集的公共场所。科学佩戴合适的口罩，就可以有效隔绝飞沫和气溶胶的侵入，初步达到防治直接由飞沫、气溶胶传播造成的病毒感染和阻挡大部分尘螨、霉菌、花粉等过敏原的效果。

选购口罩的小窍门：

"一查"：查注册证号和执行标准。医用防护口罩执行标准是GB19083—2010；医用外科口罩执行标准是YY0469—2011；一次性使用医用口罩执行标准是YY/T0969—2013；儿童口罩执行标准为GB/T38880—2020。

"二看"：口罩中间有一层熔喷布，这是决定口罩防护能力的重要功能层。如果没有，则不合格。

"三闻"：如果闻到口罩有明显的异味，如发酸、发霉，则可能在生产或储存过程当中出现了质量问题，这样的口罩不要使用。具体如图7-1所示。

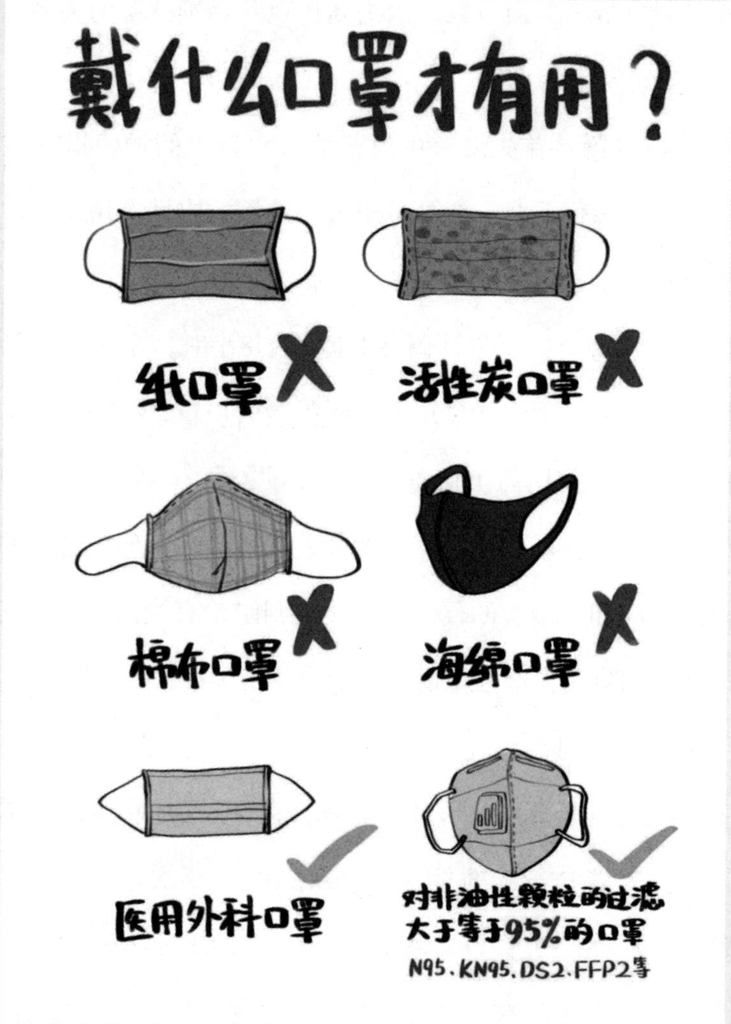

图7-1 口罩的选择

正确戴、摘口罩的步骤：

（1）将口罩上下拉平。

（2）金属边朝上，蓝色面向外，覆盖鼻、口和下巴。

（3）用双手指尖由中间向两边按压金属条，让口罩完全贴合鼻根凹陷处及脸部，详情如图7-2所示。

（4）检查效果：用力呼吸，如口罩随着呼吸鼓起和塌陷就表示严实了。

（5）摘口罩的时候，尽量避免触碰外面（蓝色面），因为口罩外面已附着细菌、病毒。双手同时摘下口罩系带，拎着系带将口罩扔入垃圾桶，然后记得要洗手哦！

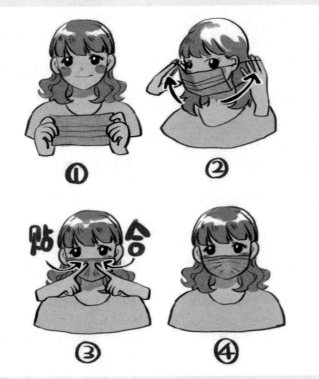

图7-2　正确戴口罩的方式

口罩的更换与保存：建议2~4小时更换1次，如口罩变湿或被污染，应及时更换。保存时，将接触口鼻的白色面朝里对折，放入清洁的自封袋内。

加湿器，是鼻子的敌人还是朋友？

空气的干湿程度叫作"湿度"，在一定的温度下，一定体积的空气里含有的水汽越少，则空气越干燥；水汽越多，则空气越潮湿。调查研究表明，当相对湿度达90%以上，26℃会让人感觉像31℃似的。干燥的空气能以与人体汗腺制造汗液的相等速度将汗液吸收，使我们感觉凉快。可是湿度大的空气却让皮肤无力再吸收水分，于是汗液只能积聚在我们的皮肤上，使体温不断上升。这也是"闷热"这个词的由来。此外，湿度过大，人体中的松果体素含量也会上升，使得体内甲状腺素及肾上腺素的浓度降低，细胞就会"偷懒"，人就会感到无精打采。

当然，湿度过小时，蒸发加快，干燥的空气易夺走人体水分，使皮肤干裂，口腔、鼻腔黏膜受到刺激，出现口渴、干咳、声哑、喉痛等症状。因此，加湿器应运而生。

加湿器的水分可以舒缓干燥的鼻黏膜和鼻窦的通道。但是，如果对室内过敏原有过敏反应，那么冬季使用加湿器可能弊大于利。因为加湿器中隐藏着大量的灰尘和霉菌，以及最常见的室内过敏原——尘螨。潮湿的环境非常有利于尘螨生长，用加湿器滋润空气，如果湿度过大，则为尘螨的生长创造了完美的温床。所以推荐将室内相对湿度保持在40%~50%为最佳，不宜湿度过高。对于霉菌过敏的人来说，霉菌孢子是重要的致敏源头。因此定期清洁和更换加湿器中的过滤器就显得尤为重要。这样霉菌就不会在加湿器中生长繁殖，随着加湿喷雾被吹入室内空气中，危害家人，特别是宝宝的健康。有关清洁加湿器的具体使用注意事项要阅读制造商的产品说明，定期做好清洁，尽可能在加湿器中使用蒸馏水或软化水，因为自来水中含有较高的矿物质，会加速细菌的生长，导致灰尘对鼻窦产生额外刺激。

如果有室内过敏症，应根据以上建议，充分评估加湿器的利与弊，尤其是有室内致敏原和鼻炎鼻窦炎的患者一定要谨慎使用加湿器。非用不可时，记得及时、定期地清理加湿器。

加湿器使用小贴士：

（1）加湿器应每天换水，最好一周清洗一次，以避免水中的微生物分布到空气中。

（2）防止直接把自来水倒入水箱。应将水烧开，晾凉后再倒入水箱，这样不仅能把水中的细菌杀死，还能有效挥发氯气，使用纯净水效果最佳。

（3）清洗时用软毛刷刷洗表面，水槽和传感器用软布擦拭，水箱装水后晃动几次倒掉即可。

（4）清洗时水温不能超过40℃，不可加入其他品种的化学清洗剂，每一到两年更换一次滤芯。

（5）使用加湿器时最好远离家电家具。加湿器喷出的湿气散落的射程在1米左右。

（6）使用过程中，想在短时间内使房间湿度上升，最好打开门窗，让环境温度保持在10~25℃，并加入低于40℃的纯净水。

（7）加湿器应放置在距地面0.5~1.5米高的稳定平面上，以保证加湿效果。

（8）环境湿度控制在45%~65%，人体的免疫功能是最强的。

（9）想让空气干净，首先要保持室内清洁，避免污染源，使用具有净化功能的加湿器，有效过滤空气中的有害颗粒尘埃，达到净化空气并加湿的双重效果。

（10）如果长时间不用加湿器，应把水箱中的水倒干，清洗擦干各局部后再收纳起来，以防发霉受潮。

（11）若有风湿、类风湿、支气管哮喘患者应谨慎使用加湿器。

（12）不可加入消毒剂，也不可加入精油等物质。